U0238974

医万个为什么——全民大健康医学科普丛书

内外兼修保健康
——内分泌疾病科普问答

胡三元　总主编
陈诗鸿　侯新国　主　编

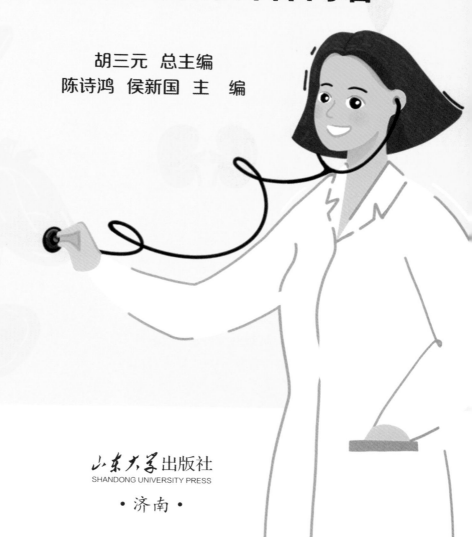

山东大学出版社
SHANDONG UNIVERSITY PRESS
·济南·

图书在版编目(CIP)数据

内外兼修保健康:内分泌疾病科普问答/陈诗鸿,
侯新国主编.—济南:山东大学出版社,2023.12(2025.3重印)
(医万个为什么:全民大健康医学科普丛书/胡三
元主编)
ISBN 978-7-5607-8025-2

Ⅰ.①内… Ⅱ.①陈… ②侯… Ⅲ.①内分泌病—诊
疗—问题解答 Ⅳ.①R58-44

中国国家版本馆 CIP 数据核字(2023)第 233386 号

策划编辑　徐　翔
责任编辑　蔡梦阳
封面设计　王秋忆
录　　音　刘文琪

内外兼修保健康
NEIWAI-JIANXIU BAO JIANKANG
——内分泌疾病科普问答

出版发行	山东大学出版社
社　　址	山东省济南市山大南路 20 号
邮政编码	250100
发行热线	(0531)88363008
经　　销	新华书店
印　　刷	济南新雅图印业有限公司
规　　格	720 毫米×1000 毫米　1/16
	9 印张　152 千字
版　　次	2023 年 12 月第 1 版
印　　次	2025 年 3 月第 2 次印刷
定　　价	62.00 元

《内外兼修保健康——内分泌疾病科普问答》编委会

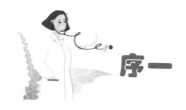

新时代医者的使命担当

——为百姓打造有温度的医学科普

党的二十大报告指出，人民健康是民族昌盛和国家富强的重要标志，要把保障人民健康放在优先发展的战略位置，完善人民健康促进政策。

"科技创新、科学普及是实现创新发展的两翼，要把科学普及放在与科技创新同等重要的位置。"习近平总书记这一重要论述，为新时代医者做好医学知识普及工作指明了前进方向、提供了根本遵循，那就是**传播健康理念**，力求让主动健康意识深入人心。

"科普，从病人中来，到百姓中去。"山东省研究型医院协会响应国家"全民大健康""科普创新"等一系列战略规划，借助实力雄厚的专家团队，在山东大学出版社的牵头下编纂的"医万个为什么——全民大健康医学科普丛书"问世了。丛书以向人民群众普及医学科学知识，提高全民科学素养和健康水平为根本宗旨，不仅可以在人们心中种下健康素养的种子，还能将健康管理落到实际行动上，让科普成为个人的"定心丸"，成为医生的"长效处方"，进而成为全民大健康的"防护网"。

传递医学科普，是一种社会责任。医道是"至精至微之事"，习医之人必须"博极医源，精勤不倦"，此为专业之"精"；有高尚的品德修养，以"见彼苦恼，若己有之"感同身受的心，策发"大慈恻隐之心"，进而发愿立誓"普救含灵之苦"，这是从医情怀。有情怀，才有品位；有情怀，才有坚持。国际上，很多医学大家也是科普作家。例如哈佛医学院教授、外科医生阿图·葛文德所写的《最好的告别》，传递出姑息治疗的新思路。世界著名的顶级学术期刊《自然》(*Nature*)《科学》(*Science*)创立之初,就秉持科普色彩,直至今日,很多非专业读者仍醉心其趣味性和准确性。在我国,越来越多的医学专家和同仁也开始重视科普宣教,经常撰写科普作品,参加科普访谈,助力科普公益活动,引领大家的健康生活理念,加强疾病预防。

杏林春暖,有百姓健康相托,"医万个为什么——全民大健康医学科普丛书"创作团队带着一份责任和义务,集结 100 多个医学专业委员会,由百余位医学名家牵头把关,近千名医学一线人员编写,秉持公益科普的初心和使命,以心血成此科普丛书。每一本书里看似信手拈来的从容,都是医者从医多年厚积薄发的沉淀。参与创作的医者们带着情怀和担当参与到这项科普工程中,他们躬身实践、博采众长、匠心独运,力求以精要医论增辉杏林。

创作医学科普,是一种专业素养。生命健康,是民生大事。医学科普,推崇通俗,但绝不能低俗。相比于自媒体时代各种信息、谣言漫天飞的现象,这套丛书从一开始的定位就是准确性和科学性,绝不可有似是而非的内容。在内容准确性和科学性的基础上,还力求语言通俗易懂。为此,本系列丛书借鉴"十万个为什么"科普丛书,采取问答形式,就百姓关心的健康问题答惑释疑,指导人们如何科学防治疾病。上到耄耋老者,下至认字孩童,皆能读得懂、听得进,还能用得上,力倡"每个人是自己健康第一责任人"。

推广医学科普,是一种创新传播。科普,不是孤芳自赏,一定要能够打动人心、广泛传播。这就要求有创新、有温度的内容表达方式和新颖的传播形式。内容上,本套丛书从群众普遍关心的问题出发,突出疾病预防,讲述一些常见疾病的致病因素,让读者了解和掌握疾病的预防知识,尽量做到不得病、少得病,防患于未然。一旦得了病,也能做到早发现、早确诊,不贻误病情和错失救治良机。在传播方式上,为了方便读者高效利用碎片化时间,也为了让读者有更多获取健康知识的途径,本套丛书在制作时把每部分内容都录制成音频,扫码即可听书。为保证科普的系统性,丛书以病种划分为册,比如《心血管疾病科普问答》《内分泌与代谢疾病科普问答》《小儿外科疾病科普问答》等,从而能最大限度地方便读者直截了当地获取自己关心的科普内容。最终形成的这套医学科普丛书既方便读者查阅,又有收藏价值,还具有工具书的作用。

　　坚守医学科普，还需要有执着的精神。医学科普的推广、普及并非一日之功，必将是一项长期性、系统性的工程，我们将保持团队的活力和活跃性，顺应时代发展，不断更新知识，更好地护佑百姓健康。

　　这样一群有责任、有情怀、有坚守、有创新的杰出医者为天下苍生之安康所做的这件事，看似平凡，实则伟大。笔者坚信，他们在繁忙的临床、科研、教学工作以外耗费大量心血创作的这套大型医学科普丛书，必将成为医学史上明珠般的存在。不求光耀医史长河，但求为百姓答疑解惑，给每一位读者带来实实在在的健康收益。

中国工程院院士　张运

2023 年 4 月

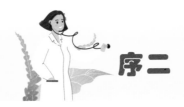

让医学回归大众

　　欣闻"医万个为什么——全民大健康医学科普丛书",这套由近千名医学领域专家和临床一线中青年医务人员撰写完成的丛书即将付梓,邀我作序,幸何如之。作为丛书总策划、总主编胡三元教授的同窗挚友,能先一睹著作,了解丛书撰述缘由,详读精心编写的医学科普内容,不禁感叹齐鲁医者之"善爱之心"及医学科普见解之独到。

　　庞大的丛书作者背后是民生温度。从医三十多年,我始终认为大众健康素质和健康意识的提高,是健康中国建设的重要内容。作为医生,应该多写科普类文章,给老百姓普及健康和医学知识,拉近与人民群众的距离,让科普成果切切实实为百姓带去健康福祉。

执好一支笔,写好小科普

　　医疗是一个专门的领域,由于人体的复杂性,注定了疾病本身往往是非常复杂的。虽然自 19 世纪以来,医学随着科学技术的现代化而飞速发展,人类攻克了很多疾病,但仍有许多疾病严重威胁着人类健康及生活质量。

　　医防融合是一个老话题,但不应只定格在诊室,还要延伸到诊室外,让医学科普知识融入百姓的日常生活,成为百姓的家居"口袋书",对防病更能起到重要作用。

　　普通民众的医学知识毕竟有限,在生活水平日益提高的当下,健康无疑是最热门的话题之一,可很多民众的防病及治病方式存在诸多误区,有些方法甚至还有害无益。

得益于互联网传播和智慧医疗的日益发达,许多执业医师走上了科普道路,为民众普及健康常识,提高全民的健康素养。创作医学科普对大众健康有利,而对医者而言,也能丰富自己的知识,精细化自己的思维,在医学求知路上不断前进。"医万个为什么——全民大健康医学科普丛书"作为科普知识的大集锦,依托山东省研究型医院协会雄厚的专家团队,凝聚起了近千名专家和中青年医学骨干力量,掀起"执好一支笔,写好小科普"热潮,在新世纪的今天,可谓功不可没,意义深远。

编好一套书,护佑数代人

科普不仅能够预防疾病的发生,很多已经发生的疾病也能够通过科普获得更好的预后。从这个意义上说,医生做科普的意义绝不亚于治病。从落实健康中国战略,到向世界发出大健康领域的"中国之声",在疾病防治上,我国医者贡献了不少中国智慧和中国方案。

"医万个为什么"脱胎于我们小时候耳熟能详的"十万个为什么"科普丛书,初读就觉得接地气、有人气。丛书聚焦的问题,也全部是与百姓息息相关的疾病疑难解答,全面、权威、可信、可靠。

尤让我耳目一新的是这套丛书创新性地采取了漫画插图以及音频植入的方式,相比单纯的文字阅读,用画图和语音的方式向读者介绍,会更直观。很多文字不易表达清楚的地方,看图、听音频会一目了然、一听而知,能切实助推健康科普知识较快为读者所掌握,不断提升大众对健康科普的认同感,相信丛书出版后,也会快速传播,成为百姓口口相传的"健康锦囊"。

凝聚一信念,擘画大健康

一头连着科普,一头连着百姓;一头连着健康,一头连着民生。

毫无疑问,"医万个为什么——全民大健康医学科普丛书"的编者们举山东之力,聚大医之智,以"善爱之心"成此巨著,已经走在了医学科普传播的最前沿,该丛书在当代医学科普领域堪称独树一帜之作。

我也殷切希望,医者同仁能怀赤子之心,笔耕不息,医防融合,不断践行"让医学回归大众"的使命,向广大人民群众普及医学知识。期待本丛书成为护佑百姓健康的"金字招牌",为助力健康中国建设做出应有贡献。

最后,向山东省研究型医院协会及各位同仁取得的成绩表示钦佩,并致以热烈的祝贺。

中国工程院院士 宁光

2023 年 5 月

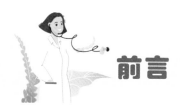

前言

　　内分泌系统是人体重要的调节系统,在维持正常生长发育、生殖、物质代谢等生理过程中发挥着关键作用。随着社会经济的发展、人均寿命的延长和生活方式的改变,多种内分泌代谢性疾病的患病率呈逐年上升趋势。目前,我国成人 2 型糖尿病的患病率已超过 10%,在 60 岁以上老年人群中,患病率更是高达 30%,甲状腺疾病、肥胖、高尿酸血症等疾病的发病率也在不断升高。另外,随着人们对疾病认识的提高和筛查手段的进步,各种在过去相对少见的疾病如今也变得更加常见,如目前发现,在庞大的高血压人群中,有相当一部分患者是由内分泌疾病所导致的继发性高血压。内分泌及代谢性疾病的防治工作任重道远。

　　在临床工作中,我们也发现广大患者对于疾病基础知识的了解还比较欠缺,在慢性疾病的诊疗过程中,还存在着很多错误的理念,尤其在网络媒体日益发达的今天,网络上良莠不齐、真假难辨的信息甚至会对大众产生一定的误导。普及科学防治知识,帮助广大患者树立正确的防治理念意义重大。本书涵盖了常见的内分泌与代谢性疾病,以器官系统为分类依据,选取大众普遍关心的问题一一作答,内容包括疾病病因、发病机制、诊断、治疗等多个方面。作者力图通过通俗易懂的语言普及医学知识,解答患者疑惑,以帮助大众更好地了解内分泌代谢性疾病,建立正确的防治理念,提高疾病的自我管理水平。

　　本书主要编写人员为具有丰富临床经验的山东大学第二医院和山东

大学齐鲁医院内分泌科医护人员。在编写过程中,除参考权威的教材、著作之外,也查阅了最新的文献资料,力求保证内容的科学性、准确性。由于编者水平有限,书中内容难免存在错误和疏漏,恳请广大读者提出宝贵意见和建议!

陈诗鸣

2023 年 11 月

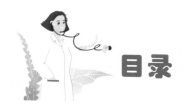

目录

肾上腺疾病

解密肾上腺

肾上腺腺瘤

库欣综合征

原发性醛固酮增多症

嗜铬细胞瘤

性腺相关疾病

更年期保健

骨质疏松症

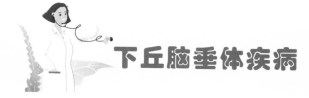

下丘脑垂体疾病

身高的秘密

1.什么身高算是矮小？

人的身高没有一个绝对的标准，但是有一个相对的范围。医学上用百分位法或标准差法来判定儿童是否矮小。

百分位法：相同人种、性别、年龄的人群的平均身高为第 50 百分位，如果儿童的身高处于第 3 百分位以下，即相同人种、性别、年龄中最矮的 3％区间中，则在医学上被称为矮小。通俗来讲，就是把相同人种、性别、年龄的 100 个人按从矮到高的顺序排序，最矮的 3 个人就在矮小身材范畴内。

标准差法：正常人群有一个平均身高，如中国男性的平均身高大约是 1.7 米，那么它的离散程度就有一个标准，如果说是低于平均身高 2 个标准差（－2 SD），就与正常值（平均值）相差太远，达到矮小标准了。

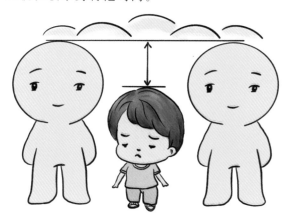

检查自己孩子身高是否正常，最简单的办法就是和同龄的孩子进行比较，如果比同龄孩子的平均身高矮 5 厘米以上，或者存在长期坐在班级前两排、发现裤子穿了两三年也不见短等情况，就应引起重视，及时带孩子去正规的医院做相关检查。

2.如何准确测量身高？

一天内，身高的变化是晨起最高、睡前最低，一般早上要比晚上高 1～2 厘米。这是因为一天的活动和体重的压迫会使椎间盘变薄、足弓变浅、脊柱弯曲度增加。因此，量身高需要在同一时间（固定时间）、同一地点，使用同一测量工具，由同一测量人操作，采用精确的测量技术和测量工具可以最大限度地控制误差，如每月 1 号的晚上，在门厅的墙上用三角尺或书本由孩子母亲或父亲测量。此外，每次应测量 3 次身高，每次误差小于 0.3 厘米，取平均值。三岁以下儿童一般测量卧位身长：用标准的量床或携带式量板进行测量。婴幼儿脱去鞋、袜、帽和外套，仰卧于量床底板中线上。一人用手左右固定婴幼儿头部，使头顶紧密接触头板；另一人站在婴幼儿右侧，左手握住婴幼儿两膝，使其两下肢并拢并紧贴量床，右手移动足板使其紧贴婴幼儿双脚足跟，读足板处所示数字。

三岁以上儿童可按以下步骤在家准确测量身高：

（1）贴身高尺时，离地距离应参考身高尺说明。

（2）将在医院等专业机构测量的日期和数据标记在身高尺上。

（3）测量前，示意孩子松掉辫子（头发的厚度会影响身高测量准确度），脱掉鞋子。

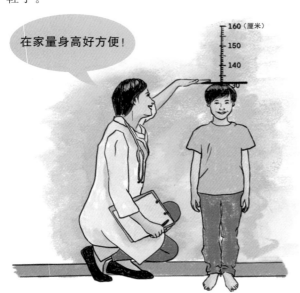

（4）让孩子站到身高测量尺前，脚后跟靠尺，脚跟并拢，脚尖打开 45 度。

（5）家长可以用手轻轻碰触孩子下颌，上、下、左、右调整孩子头部位置；站在孩子的正前方，调整孩子眼角与耳朵上缘在同一水平线上。

（6）用书本（或其他工具）的直角，靠墙直角滑下至孩子头顶。

（7）在测量尺上标记数据，确保使用同一测量尺，由同一测量人操作。标记身高及测量日期，下个月再进行对比。

3.身高的增长有规律吗?

身高的增长是有规律的,不同时期的生长速度不同。一般出生后第一年增长 25 厘米,第二年增长 10 厘米,第三年至青春期开始,每年平均增长 5~7 厘米,青春期每年增长 6~8 厘米,持续大概 2~3 年。通常情况下,如果 3 岁以前,每年身高增长小于 7 厘米;3 岁到青春期以前,每年身高增长小于 5 厘米;青春期每年身高增长小于 6 厘米,就被认为是生长速度减慢,应及时就诊,及早治疗。

4.身高一般何时停止增长?

一般来说,女孩 15 岁、男孩 16 岁左右,骨骺就已经接近或达到闭合状态,身高也就失去了线性增长的空间。有些性早熟的孩子,骨骺会提前闭合,可能在 12~13 岁甚至更早就失去线性增长的空间。

5.影响身高的因素有哪些?

影响身高的因素有很多,其中父母遗传因素占 60％~70％。父母遗传对孩子的身高有显著影响。虽然遗传因素对孩子的身高影响较大,但除了遗传因素外,营养、运动、睡眠、心理以及环境因素也是影响身高的要素。正常发育的儿童,通过后天营养指导、睡眠指导、运动指导、心理指导、疾病预防等科学的身高管理计划,可以促进生长激素分泌,改善终身高。

6.矮小会导致哪些心理问题?

矮小会导致很多心理问题,如社交退缩、交往不良、情绪低落、焦虑、恐惧、孤独、易伤感等,乃至认为自己前途渺茫而自暴自弃等。这些心理问题也会对身高的增长造成负面影响,形成恶性循环。

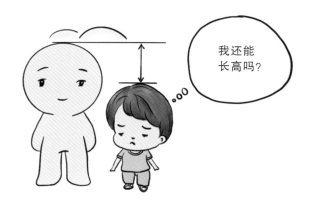

7.孩子开始发育了还是矮怎么办?

人体的身高是由骨骼的长度决定的。骨骼也有年龄,简称"骨龄"。骨龄和实际年龄一样,只能增加,不能减少。孩子开始性发育后,骨龄也迅速增加,骨骺闭合后就没有任何干预机会了。因此,一旦发现孩子开始发育时身高还是不理想,尤其是女孩月经初潮时身高不到 145 厘米,男孩变声时身高不到 155 厘米,就应停止观望,及时带孩子到专业科室就诊。

8.引起矮小的常见原因有哪些?

引起矮小的常见原因有生长激素缺乏症(是由于人脑垂体前叶合成和分泌生长激素部分缺乏或完全缺乏,或由于生长激素结构异常、受体缺陷等所致的生长发育障碍性疾病)、特发性矮身材、家族性身材矮小、性早熟、特纳综合征、普拉德-威利综合征、小于胎龄儿、先天性软骨发育不全、青春期延迟及其他影响身高的疾病。

9.缺乏生长激素有些什么表现?

(1)身高位于同年龄、同性别正常健康儿童身高的第 3 百分位数或两个标准差以下。

(2)3 岁以下年生长速率小于 7 厘米,3 岁至青春期前年生长速率小于 5 厘米,青春期年生长速率小于 6 厘米。

(3)匀称性矮小、面容幼稚。

(4)智力发育正常。

(5)骨龄落后于实际年龄。

(6)两项生长激素药物激发试验结果表明生长激素峰值浓度小于 10 微克/升。

(7)血清胰岛素样生长因子-1(IGF-1)水平低于正常。

10.孩子身材矮小,就诊时需提供哪些信息?

就诊时需要提供三代,甚至包括姑姑、舅舅等家族成员的身高,孩子的饮食习惯、睡眠、运动情况,孩子出生时的身高、体重、每年生长速度,孩子乳房/睾丸什么时候开始发育的,孩子是否来月经、是否出现遗精等情况。

11.孩子身材矮小,需要做哪些检查?

需要检查当前的身高、体重以及骨龄,用以判断孩子的骨骼生长情况、骨骺闭合程度和生长潜力。还要常规进行血、尿检查,检测肝肾功能和甲状腺激素水平,以及观察其营养状况;如果身高偏离严重,要查孩子生长激素分泌情况,女孩要做染色体核型分析;如果孩子可能伴随性发育问题,还需要检查孩子的性腺与肾上腺功能;必要时还要进行头颅核磁共振检查,以排除先天发育异常或肿瘤的可能性。具体包括以下内容:

(1)体格检查:当前身高、体重、外观、第二性征发育情况、全身各系统检查等。

(2)实验室检查:血/尿/大便常规、肝功能、乙肝两对半、肾功能、电解质、甲状腺功能、血脂、血糖、骨龄、生长激素激发试验、胰岛素样生长因子-1/胰岛素样生长因子结合蛋白-3(IGF-1/IGFBP-3)检测等。

(3)此外,根据患者病情可做特殊检查,如 IGF-1 生成试验、皮质醇、促肾上腺皮质激素(ACTH)、性激素、戈那瑞林激发试验、绒毛膜促性腺激素试验、染色体核型(女孩必做)、血气分析、骨密度、25-羟维生素 D、头颅/胸部/脊柱/骨盆/四肢长骨 X 线摄片、头部 MRI。

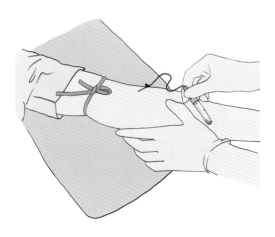

12.什么是性早熟? 性早熟为什么会导致矮小?

性早熟是指女童在 8 岁前、男童在 9 岁前(正常青春期发育前)出现第二性征的发育,即女孩在 8 岁前出现乳房发育或男孩在 9 岁前出现睾丸发育。性早熟可分为中枢性性早熟(真性性早熟)和外周性性早熟(假性性早熟)两类。性早熟的孩子往往伴随骨龄提前，由于骨龄提前，骨骺也会提前闭合，生长时间则相应缩短。因此，性早熟的孩子早期可能比同龄孩子有身高优势，但因为生长时间缩短，最终身高反而可能会矮于同龄人。

13.怎样预防性早熟？

（1）减少环境因素的影响：双酚 A（BPA）是一种具有雌激素活性的内分泌干扰化学物质，20 世纪 60 年代以来就被用于制造农药、塑料瓶、吸管杯、食品包装内里和饮料（奶粉）罐内侧涂层，可导致青春期提早出现和（或）快速发展，故在日常生活中应减少和避免儿童长期接触塑料制品、一次性餐盒，以及进食各种存在严重农药残留的食物，从而减少或避免环境因素对内分泌系统造成影响。

（2）养成良好的膳食习惯：按时吃早餐，避免晚间摄入过量食物。减少高热量、油炸、膨化食品及"洋快餐"的摄入，控制体重，预防性早熟的发生。

（3）增加体育锻炼：除特意安排的锻炼如做操、跑步等活动，在日常生活中应注意进行如爬楼梯、快步行走或在看电视时做伸展运动等锻炼。

（4）减少电子产品的使用：电视或电脑的强光照可导致褪黑素水平降低，可能引发儿童性早熟。因此，应减少使用电视、电脑、手机等电子产品的时间。

14.如何预防身材矮小？

预防矮小的前提是要知道矮小症可能是由什么原因导致的。遗传因素很难改变，但可以对环境因素及早进行干预。首先，充足和合理的营养是儿童生长发育的物质基础，因此均衡的饮食尤为重要，饮食无规律、厌食、挑食、偏食等都容易导致矮小的发生。再就是适当的体育锻炼，积极的户外运动，保证充足、良好的睡眠以及良好的心态，都是我们获得良好身高的重要因素。

15.什么样的饮食对身高增长有促进作用？

均衡饮食对身高增长有促进作用。孩子应该每天摄取六大类营养物质（糖类、脂肪、蛋白质、维生素、水和无机盐），父母可以参考每日饮食指南，了解不同年龄层孩子的饮食需求。建议父母多注意孩子的饮食喜好及在外就餐的情况，并告诉孩子一些健康的饮食观念。例如，少吃油煎、油炸食物，菜品选择要均衡、多样化，六大类营养物质都要摄取等，做到不偏食。多补充一些蛋白质、微量元素、维生素、钙含量比较丰富的食物,如牛奶、瘦肉、新鲜的蔬菜水果等。

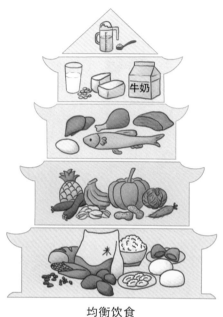

均衡饮食

16.睡眠与身高有关系吗?如何保证获得优质充足的睡眠?

优质充足的睡眠是孩子长高的重要因素。一方面,睡觉可使大脑神经、肌肉等得以放松,解除身体疲劳;另一方面,深睡眠可促进体内生长激素的分泌,因此充足的睡眠对于孩子长高是十分有利的。获得优质充足的睡眠,需要注意保证睡眠环境安静和光线较暗,室温不宜过高;养成严格和固定的作息时间,避免熬夜,以利于培养生理睡眠周期。睡前不要进食过饱,避免喝过多的水,尤其是甜的饮料,过食甜食容易使血糖和血脂水平上升,影响生长激素的分泌。睡前避免光刺激,长时间看电视或打电子游戏会对视神经产生较强的光线刺激,加重儿童的疲劳感,阻碍生长激素的分泌,最终影响生长发育。同时,睡前不宜进行剧烈的运动。应通过去除各种不良影响因素,营造良好的睡眠环境和培养良好的睡眠习惯,从而获得优质充足的睡眠。

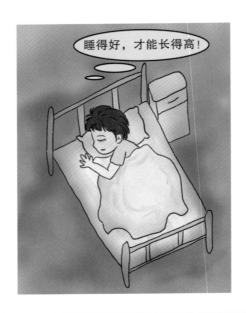

17.哪些运动可以促进身高增长？怎样为孩子选择合适的运动？

孩子长高是由长骨干骺端的骺软骨不断生长促成的,而骺软骨的生长需要良好的血液供应。经常参加体育活动能够促进血液循环,加速新陈代谢,使骨骼组织血供增加,再加上运动时机械性的摩擦刺激骺软骨细胞的增殖,能够有力地促进骨骼的生长。运动锻炼对孩子正常的生长发育有如此多的好处,但一定要选择合适的运动项目和运动时间。不同年龄阶段有不同的适宜运动。

1～3岁幼儿期:此时期要选择能够提高孩子运动协调能力的活动,可以结合一些有趣的游戏进行。同时,要注意这一时期的孩子缺乏安全意识和自我保护能力,因此应该选择一些简单的运动,如爬行、攀登、跑、跳等运动形式。

3～7岁儿童期:此时期的孩子更适宜进行室外活动,应更多地接触日光和新鲜空气,可以选择做操、跑步、打球等运动形式。较大年龄的孩子适宜选择以弹跳为主的运动,特别是摸高、跳绳和引体向上等运动,对身高的增长都有益,游泳、健身操、球类运动、双杠等也是可以选择的项目。应当注意避免选择铅球、举重等运动。

必须强调的是,家长要积极参与到孩子的运动锻炼中,这不仅有利于增强孩子与家长的亲子关系和情感交流,还能鼓励孩子坚持运动,养成良好的生活习惯。家长应在孩子进行体育运动时给予他们充足合理的营养支持,同时注意运动保护,避免运动损伤。

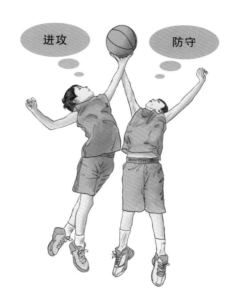

18.什么情况下可以应用生长激素治疗矮小症?

目前,临床上用生长激素治疗矮小症的目标是让患儿能够赶上正常儿童的生长,保持正常生长速率,抓住青春期快速增高时机,最终达到成人正常身高。长期的临床实践证明,生长激素治疗矮小症是安全有效的,而且开始治疗的时间越早,治疗效果越好。但是,并非所有矮小的孩子都适合接受生长激素治疗,矮小儿童的治疗措施取决于其病因。生长激素治疗对生长激素缺乏症有比较好的疗效。此外,特发性矮小、先天性卵巢发育不全(特纳综合征)、慢性肾功能不全、宫内发育迟缓等造成的矮身材应用生长激素治疗也有效。因此,矮小儿童不能盲目使用激素治疗,一定要先去医院就诊,明确其矮小原因,然后再对症治疗。

垂体瘤

1.垂体在什么部位? 它有哪些功能呢?

垂体是脑底一块豌豆大小的组织,受下丘脑控制。尽管垂体体积很小,但在人体中的功能却十分重要,垂体会分泌许多不同的激素,每种激素控制不同的腺体和身体功能。垂体分泌的激素包括促肾上腺皮质激素(调控肾上腺激素的分泌）、生长激素（控制身体生长速度和体形）、促甲状腺素（调控甲状腺激素的分泌）、黄体生成素和卵泡刺激素（促进卵子和精子的成熟及性激素的分泌）、泌乳素（刺激乳汁生成）。

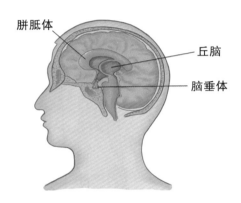

胼胝体
丘脑
脑垂体

2.什么是垂体瘤？垂体瘤是什么原因导致的？

垂体瘤是一组起源于腺垂体、神经垂体及胚胎期颅咽管囊残余鳞状上皮的肿瘤，约占所有颅内肿瘤的15%，其中来自腺垂体的肿瘤占大多数。垂体瘤是中枢神经系统和内分泌系统常见的肿瘤。垂体瘤的发病原因和发病机制目前并不是特别清楚，考虑与遗传因素、基因突变、电磁辐射等有一定关系。目前，还没有有效的预防方式，但是我们可以做到的是尽量避免接触毒性化学物品和放射线，保持良好的生活习惯和心态。有相关家族史的人群应定期进行头颅CT或磁共振检查。

3.垂体瘤有哪些临床表现？垂体瘤的危害大吗？

体积较小的无功能垂体瘤可以没有明显的临床症状。当肿瘤逐渐增大，压迫周围组织时，可出现头痛、恶心、呕吐、视力下降和视野缺损，如只能看到正面的东西，看不到侧面的东西。

另外，不同类型的垂体瘤，如果出现激素分泌异常增多，也会导致相应的临床症状。如泌乳素增多会导致女性月经紊乱或闭经、溢乳，男性可出现性功能减退、不育等；儿童生长激素增加会导致巨人症，成人会出现手足增大、面容改变、皮肤增厚、血糖与血压升高等；如果垂体瘤导致体内皮质醇分泌增多，会出现脸变圆、红，颈背部脂肪增厚，向心性肥胖，皮肤变薄，容易出现瘀斑，腹部也可能出现宽大的紫色条纹，女性月经紊乱，面部毛发增多，皮肤油腻或出现痤疮，上臂或腿部肌无力，而且患者容易出现骨质疏松及骨折，糖尿病、高血压的发生率也明显增高。

如果较大的垂体瘤压迫正常的垂体组织，影响到激素分泌，还会出现激素分泌不足的表现，如生长停滞、怕冷、乏力、食欲缺乏、恶心等。在某些情况下还可能出现垂体瘤突然出血或梗死，称为"垂体卒中"，严重的话会危及生命。因此，如果出现上述临床症状，应及时就诊，接受相关检查，通过进行激素水平测定、垂体磁共振、视力视野检查等及时发现可能存在的病灶，进行早期诊治。

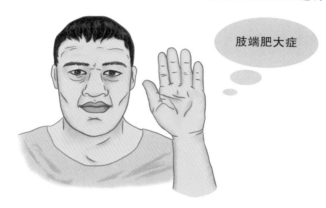

肢端肥大症

4.如何治疗垂体瘤？

偶然发现且没有症状的垂体腺瘤通常无须治疗，但医生会通过定期随访来监测其生长情况。体积较大或引起激素分泌异常的垂体腺瘤通常需要治疗，具体治疗方式取决于垂体腺瘤的类型、大小和症状。垂体瘤的治疗方法包括：

（1）药物：可缩小某些类型的垂体瘤并减少其激素分泌，如大多数的催乳素腺瘤可以通过长期口服多巴胺受体激动剂（溴隐亭、卡麦角林）获得良好的效果。

（2）手术：大部分垂体瘤首选手术治疗。通常有开颅手术和经鼻孔-蝶窦入路垂体瘤切除术两种术式。其中，开颅手术较少采用，仅个别复杂病例适合此类手术。经鼻孔-蝶窦入路垂体瘤切除术是国际上已经广泛采用的术式，多数患者适合此术式，具有创伤小、疗效好等优点。

（3）放疗：如 γ-刀治疗，适用于无法手术或不接受手术、多次术后仍复发、术后仍有残余病灶的患者。部分垂体功能减退的患者还需要长期激素治疗来纠正体内激素水平。

5.垂体瘤会复发吗?

垂体瘤经过治疗后是存在复发可能的。因此,无论采用哪一种治疗方式,患者在治疗后都需要按照医生的医嘱进行定期随访和监测,包括临床症状、影像学及激素水平等。当出现头痛、视力下降等症状时要及时就医,以免延误诊治。

6.垂体瘤术后如何随访?

(1)对于无症状者,可每年测定一次垂体激素,鞍区磁共振检查 1～2 次/年。

(2)对于功能性腺瘤,可每 3 个月复查一次相应激素水平,结合激素水平及症状等,每 6～12 个月复查磁共振。

(3)对于合并垂体功能低下及激素超量分泌所致并发症的患者,每次随访时应进行相关并发症的评估和诊治,并指导垂体功能低下患者进行激素替代治疗。随访间隔需要结合既往肿瘤的大小、生长速度以及与视神经等重要结构的密切程度等因素而定,常规随访间隔建议为 3～6 个月,且每次随访均需完成磁共振及垂体激素检测。

(4)难治性垂体腺瘤/垂体腺癌往往需要多种模式联合治疗,随访间隔和随访内容需要结合相应治疗方式而定。如患者处于替莫唑胺以及其他化疗药物相关治疗过程中,需提高随访频率;接受放射治疗的患者,需密切随访全面的垂体功能情况,针对垂体激素缺乏症等放疗并发症及时开展激素替代治疗。

7.垂体瘤手术的并发症有哪些?

垂体瘤手术的并发症一般分为暂时性并发症和永久性并发症,暂时性并发症包括脑脊液鼻漏、一过性尿崩症、抗利尿激素分泌失调综合征、蛛网膜炎、脑膜炎、术后精神异常、局部血肿、动脉壁损伤、鼻出血、局部脓肿、肺栓塞,治疗后可以完全缓解。永久性并发症包括尿崩症、全部或部分垂体功能减退、视力受损、抗利尿激素分泌失调综合征、血管闭塞、鼻中隔穿孔等。

8.垂体瘤患者能否怀孕?

许多垂体瘤患者是处于育龄期的女性,不同种类的垂体瘤对生育的影响也不尽相同。一般来说,较小的无功能垂体瘤不会对生育造成影响。有功能的垂体瘤如泌乳素瘤,会引起体内泌乳素水平升高,导致排卵异常,临床可表现为闭经泌乳综合征,导致不孕。通过有效的药物治疗,使激素水平恢复正常后,多数泌乳素瘤患者是可以正常怀孕生产的。当然,孕期体内激素水平的变化也会对泌乳素瘤本身产生影响,因此孕期也应在医生的指导下合理用药,密切监测。其他种类的功能性垂体瘤会由于激素分泌异常及瘤体本身压迫垂体正常组织导致的垂体功能减退而对怀孕造成影响。因此,患者需要在肿瘤得到有效治疗、病情稳定、内分泌功能调整到正常状态时再考虑怀孕。同时,孕期的用药安全对于胎儿的生长发育也十分重要,需要在专科医生的指导下制定相应的治疗方案。

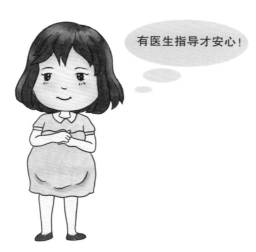

9.什么是垂体功能减退?

垂体功能减退是指垂体不能足量生成一种或多种垂体激素。该病见于垂体受损或脑部更高级别结构(下丘脑)出现问题时,常见的病因包括下丘脑和垂体部位的肿瘤、头部外伤、手术、头颈部放射治疗、脑或脑垂体供血不足(卒中)或出血(脑出血)、垂体炎症、浸润性疾病等。

有些女性在生产时失血严重,也会对腺垂体造成损害(称为希恩综合征)。在少数情况下,垂体功能减退症是由基因突变(遗传)造成的,这些突变会影响垂体产生一种或更多激素的能力,往往在出生时或幼儿期就开始产生影响。当垂体不能产生足量激素时,由其控制的其他腺体也不能产生足量激素,从而造成一系列临床症状。

10.垂体功能减退有什么症状?

垂体功能减退症的症状和体征通常是逐渐进展的,并随着时间的推移而加重。有时它们很轻微,可能会被忽视数月甚至数年。但有些人的症状和体征会突然出现。垂体功能减退症的症状和体征因人而异,取决于受影响的垂体激素类型和程度。

垂体功能减退的症状一般包括疲倦感、体重减轻、易患感冒、食欲减退、性欲下降。女性可出现月经紊乱、闭经、不孕、阴毛与腋毛缺失、产后不能泌乳,男性出现面部或身体毛发减少、不育等。儿童可能出现身材矮小、青春期延迟等。如果垂体功能减退未能被及时确诊及规范治疗,在某些应激状态下,患者还可能出现高热、循环衰竭、休克、恶心、呕吐、神志不清等严重情况,称为垂体危象。

11.如何治疗垂体功能减退?

垂体功能减退治疗一般需要使用激素药物来补充身体缺失的激素,称为激素替代疗法,包括糖皮质激素、甲状腺激素、性激素及生长激素等。患者通常必须终生用药,往往还需定期接受血液检测来评估激素水平。对于垂体瘤患者,可能还需要接受手术或其他治疗(如放疗),从而去除或破坏肿瘤或异常组织。

12.垂体功能减退患者能否怀孕?

垂体功能减退会导致女性促性腺激素(黄体生成素和卵泡刺激素)缺乏,这两种促性腺激素缺乏会影响卵巢功能,导致卵泡发育及排卵障碍而引起不孕。因此,垂体功能减退的女性通常需要辅助生殖技术来满足生育需求。当有生育需求时,应尽早告知医生进行身体状况的评估,同时也需要相应调整激素药物种类和剂量。整个孕期也应该按照医嘱进行定期复查和监测。

尿崩症

1.什么是尿崩症? 尿崩症和尿频的区别是什么?

尿崩症是由于下丘脑-神经垂体病变引起抗利尿激素分泌不足或肾脏对抗利尿激素作用不敏感而引起的一组临床综合征,主要表现为多尿、烦渴、多饮、低比重尿和低渗透压尿。尿频指尿的次数增多,但总尿量正常,且尿频常伴有尿路感染等,而尿崩症不但尿的次数多,而且一天内的总尿量明显增加,一般会超过 4 升,最多可达 20 升以上。

2.尿崩症的病因是什么?

(1)中枢性尿崩症:由于各种原因导致的抗利尿激素合成和释放减少,约30%的患者为找不到确切病因的原发性尿崩症,其余的与下丘脑、垂体部位的肿瘤、炎症、脑部创伤、颅脑手术有关。

(2)肾性尿崩症:包括遗传性肾性尿崩症、药物性(如口服碳酸锂、地美环素等)尿崩症。另外,某些肾脏疾病,如慢性肾盂肾炎、肾淀粉样变性等也可导致肾性尿崩症。

(3)妊娠期尿崩症:妊娠期尿崩症具有中枢性尿崩症和肾性尿崩症的特点,通常认为是妊娠时抗利尿激素相对不足或胎儿血中的半胱氨酸氨基肽酶增高所致。某些患者也可能是由于神经垂体的功能障碍所致。一般自妊娠中期开始出现,分娩后停止。

3.尿崩症能治愈吗?

尿崩症患者能否治愈取决于病因,如果是由于颅内肿瘤或者自身免疫性疾病导致抗利尿激素不足而引起的尿崩症,通过手术或药物的方法积极治疗原发病,某些患者的病情可以得到改善,但仍有部分患者需要长期应用去氨加压素等药物来控制尿量。如果是由于遗传因素或肾脏本身病变导致的尿崩症,一般需要长期服用药物来治疗。妊娠期尿崩症在分娩后几周即可自愈。

4.尿崩症有什么应留意的警示征象吗?

外界环境的变化、自身饮水量和药物剂量等因素都有可能对尿崩症患者的水钠代谢产生影响。如果在尿崩症的治疗过程中出现精神不振、食欲缺乏、恶心、呕吐、头痛等症状,可能意味着尿崩症患者出现了水、电解质紊乱,应及时就诊,必要时进行补液及调整药物剂量。

5.尿崩症患者在生活中应注意什么?

日常生活中,尿崩症患者应该注意监测自己的排尿频率、尿量、饮水量、体重、血压、体温、脉搏等,并观察尿色变化以了解病情,适量运动增强体质。患者应在身边备足温开水并及时饮水,避免剧烈体育活动及长时间待在高温环境中,以防脱水。保持清淡饮食,要注意避免摄入高蛋白、高盐、辛辣刺激的食物,尽量食用低盐、高维生素且易于消化的食物,可适当增加一些含优质蛋白质和钾的食物。避免饮用浓茶和咖啡等,以免加重病情。便秘患者在日常生活中可以进食一些富含膳食纤维的食物,可起到软化大便、促进肠蠕动的作用。

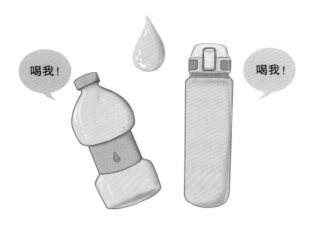

（侯新国　庄向华　娄能俊　李寅辉）

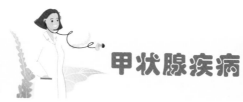

甲状腺疾病

甲亢

1.甲状腺在哪儿？什么是甲亢？

甲状腺是人体重要的内分泌腺体，它位于颈部甲状软骨下方，气管两旁，重15～25克，形似蝴蝶。它所分泌的甲状腺激素对于调节物质和能量代谢、促进机体生长发育有着十分重要的作用。甲亢即甲状腺功能亢进，是指甲状腺自主合成和分泌甲状腺激素增多引起的甲状腺毒症，可造成机体代谢亢进和交感神经兴奋，引起易激动、烦躁失眠、心悸、乏力、多汗、消瘦、食欲亢进、大便次数增多或腹泻、女性月经稀少等症状。

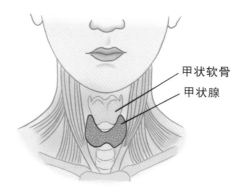

2.出现什么样的症状提示可能得了甲亢？

甲亢初期患者会表现出心悸、怕热、多汗、食欲增加、疲乏无力、体重下降、手抖、失眠、易怒、烦躁等症状。部分患者会伴有突眼、颈部肿大、腹泻、黄疸、周期性麻痹、月经紊乱等。有些老年患者临床症状不典型，可能仅表现为消瘦、精神不振、心律失常等。如果甲亢未能得到及时诊治，病情持续加重，可出现高热、循环衰竭、意识障碍等，称为甲状腺危象。

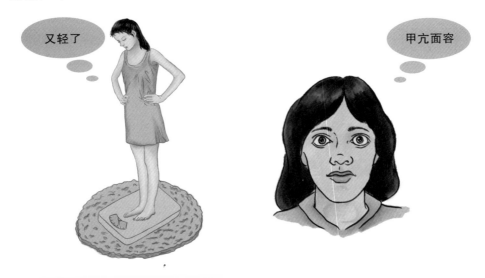

3.哪些人群更容易得甲亢?

甲亢最常见的原因是毒性弥漫性甲状腺肿（Graves病）和毒性结节性甲状腺肿。毒性弥漫性甲状腺肿多发于女性，发病高峰年龄为30～60岁。一生中，大约有3%的女性和0.5%的男性会患上该病。它是一种器官特异性自身免疫疾病，具有家族聚集发病倾向，大约30%患者的家庭成员也患有该病或桥本甲状腺炎。碘营养对甲亢的影响与基础碘营养状态以及碘补充有关。在长期补碘地区，碘过量和碘缺乏均与甲亢患病率增加有关。此外，长期吸烟、精神紧张及应激状态等因素也是该病可能的诱发因素。

4.甲亢对身体有哪些危害?

甲亢可以引起多系统损害，其严重程度与病史长短、激素升高程度及年龄等因素相关。具体包括：

（1）容貌：甲亢可以引起容貌上的改变，在毒性弥漫性甲状腺肿患者中，可以出现甲状腺的肿大以及单纯性突眼或浸润性突眼，严重者可出现复视、视力下降、角膜溃疡等。

（2）心血管系统：甲亢可以引起心血管系统疾病，长期的甲状腺激素刺激可以导致心动过速、心脏排血量增加、心房颤动和心力衰竭。

（3）消化系统：甲亢可引起胃肠活动增强、食欲亢进、多食易饥、排便增多、极少数出现厌食，甚至恶病质。部分患者肝功能异常，转氨酶升高，偶伴黄疸。

（4）血液系统：部分甲亢患者会出现白细胞减少、贫血以及血小板减少。

（5）生殖系统：甲亢还会引起男性性欲减退、阳痿、精子数量减少、不育；女性月经紊乱、闭经，甚至不孕。

（6）肌肉骨骼系统：甲亢可伴发甲亢性周期性瘫痪、急性和慢性甲亢性肌病。另外，长期甲亢可导致骨代谢加速、骨质疏松。

5.甲亢患者能吃海鲜和加碘盐吗？

甲亢主要由血液循环中甲状腺激素水平升高所致，碘是合成甲状腺激素的主要原料，甲亢患者对碘的生物利用能力较正常人明显增高，如果再给予富碘食物，功能亢进的甲状腺将合成更多的甲状腺激素，使甲状腺功能亢进症状加剧。因此，甲亢患者在病情未经控制阶段应适当限制碘的摄入，避免食用富碘食物（如海带、紫菜、海鲜等）。在用药后病情稳定阶段，需根据尿碘水平调整含碘食物的摄入剂量，但也需要注意避免高碘饮食。

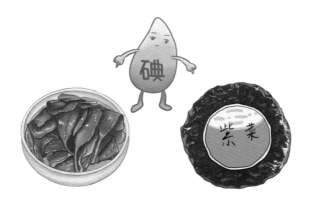

6.得了甲亢应该如何运动？

甲亢患者是否可以运动不能一概而论，需要视患者的病情而定。甲亢初次确诊后，患者通常合并心悸、多汗、乏力、消瘦的症状，在这个时期，必须确保充分休息，避免过度运动、过度劳累，防止机体代谢增快，加重病情。而当用药控制病情较稳定时，可以进行适当的锻炼，选择锻炼方式时要注意以舒缓平和的运动为主，应以运动后不感到疲倦为度。

7.甲亢患者日常生活中还需要注意什么?

甲亢患者在日常生活中的注意事项包括:饮食上应避免长期摄入含碘量过高的食物,饮食要适度,避免暴饮暴食。规律作息,劳逸结合,不宜熬夜,避免过度劳累及剧烈运动。保持平和心态,避免情绪较大波动。

8.甲亢都有哪些可以选择的治疗方式?

(1)口服抗甲状腺药物,通过抑制甲状腺激素的合成,降低甲状腺激素水平,是目前临床应用较广泛的一种治疗方法,总体安全性较好,但治疗周期较长,部分患者可能会出现粒细胞减少、肝损害、皮疹等不良反应。停药后部分患者会出现甲亢复发。

(2)碘-131 治疗:放射性核素治疗并不会对身体其他组织器官造成损伤,适用于不能耐受抗甲状腺药物、停药后反复复发的患者。部分患者服碘后会出现甲状腺功能减退。碘-131 治疗对于妊娠及哺乳期甲亢患者是禁忌。

(3)手术治疗:通常适用于甲状腺肿大显著,有压迫症状,或胸骨后甲状腺肿以及合并甲状腺恶性肿瘤等情况。手术治疗可能的风险包括术中术后出血、感染、喉部神经损伤及甲状旁腺功能减退等,一般不作为首选的治疗方式。

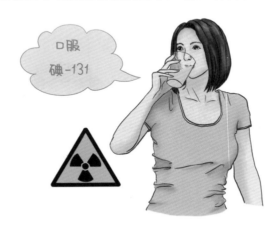

9.得了甲亢需要一直吃药吗?

甲亢患者一般不需要终生服药。口服药物治疗甲状腺功能亢进症一般周期较长,为一年半至两年,有些患者的周期可能有两年半左右。约有50%的患者经过强化治疗和维持治疗可以治愈,但仍有部分患者在停用甲亢药物后出现复发。

10.服药治疗甲亢期间需要间隔多久到医院复查?

在初期治疗时,甲亢患者一般需要 1～2 周进行复查,除了甲状腺功能之外,还需要密切监测肝功、白细胞及中性粒细胞水平。复查的目的是监测可能出现的药物不良反应及根据检查结果及时调整药物剂量。随着病情的好转,患者可以逐渐延长至 1～2 个月进行复查。医生将根据病情及患者相关检查结果安排具体的随访时间。

11.药物治疗甲亢的同时能备孕吗?

甲亢患者在服药期间一般不建议怀孕;建议甲亢患者在病情缓解,甲状腺功能正常,最好是停用抗甲状腺药物以后再准备怀孕。如果妊娠期间发现甲亢,应选择药物治疗,怀孕初期首选丙硫氧嘧啶。在治疗期间,需要比一般患者更加频繁地密切监测甲状腺功能。

12.甲亢患者服碘之后有哪些注意事项?

(1)患者服碘后应注意不要揉压甲状腺,注意休息,防止感染,避免劳累和精神刺激,以免病情加重。

(2)服碘一般在 2～3 周后逐渐出现效果,甲亢临床症状缓解。

(3)少数患者可能因一过性放射性甲状腺炎出现疼痛或原有甲亢症状加重。一般情况下,建议患者服碘后 1～3 个月复查,初步评价疗效。如病情较重或临床表现变化较大,应根据情况密切随诊。

(4)治疗后 6 个月应常规复诊,如确定已完全缓解,随访间隔时间可延长,建议至少每年随访复查 1 次。服碘后 2 周内应避免与婴幼儿及孕妇密切接触。

(5)育龄患者服碘治疗后半年内应采取避孕措施,鉴于甲状腺激素对母体和胎儿健康的重要作用,建议服碘治疗后的女性在甲状腺激素水平正常后再考虑妊娠。

13.甲亢会遗传或传染吗?

有多种病因可能导致甲亢,最常见的病因是弥漫性毒性甲状腺肿,它是一种自身免疫性疾病,不是通常意义上的遗传病,也不是传染病。但甲亢与遗传有一定的关系,临床上的甲亢患者部分是家族性的,甲亢患者的子女对甲亢的易感性较其他人更高。

甲减

1.什么是甲状腺功能减退症(甲减)?

甲状腺功能减退症(简称"甲减"),是由于甲状腺激素缺乏,机体代谢活动下降所引起的临床综合征,如在胚胎期或婴儿期发病者,可严重影响大脑和身体生长发育,也称为"呆小病"。

2.甲减有哪些临床表现?

甲减的临床表现多种多样:病情轻的早期患者可以没有任何不适。典型患者往往感觉倦怠、乏力、怕冷、少汗;食欲减退、腹胀、恶心、排便困难;心跳缓慢而且脉搏较弱;记忆力减退,尤其是近事遗忘十分显著,注意力不能集中,理解和计算能力减退等。

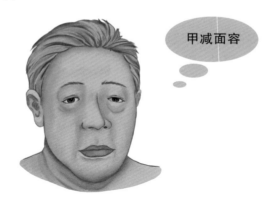

甲减面容

3.甲减会导致颈部变粗吗?

甲状腺位于颈部前方,甲状腺肿大可引起颈部"变粗"。甲减患者因不同的病因,甲状腺可表现为肿大,也可能表现为缩小和萎缩。自身免疫性甲状腺炎如桥本甲状腺炎,可以表现为甲状腺一过性增大。但随着病程延长,最后甲状腺会萎缩,而且质地非常硬。地方性甲状腺肿是由于饮食当中碘含量不足,甲状腺为了维持自己的工作能力,保证甲状腺激素的合成,出现甲状腺肿。对于同位素治疗甲亢之后造成的甲减,随着部分甲状腺组织的破坏,甲状腺会逐渐缩小。如果是手术造成的甲减,甲状腺没有明显肿大,而是缺如。

4.得了甲减能吃加碘盐和海鲜吗?

碘缺乏和碘过量都会导致甲状腺功能异常患病风险增加。对于一般人群,推荐食用加碘盐与食物结合的补碘方式,尤其是儿童、青少年、孕妇、哺乳女性等,应注意充分补碘;因甲状腺全切术或完全破坏所致甲减者,碘摄入量对其无影响;因甲状腺部分切除术或碘缺乏所致甲减者,应适量摄入碘饮食,包括食用加碘盐,通过监测尿碘水平来评估碘的摄入量;因碘过量所致甲减者应限碘,避免食用过多富碘食物。不同海鲜的含碘量有所差异,海藻类如海带、紫菜的含碘量是最高的。

5.治疗甲减需要终生服药吗? 有没有一次性根治方法?

甲减的病因很多,可分为两类,包括一过性甲减(暂时性甲减)与永久性甲减(长期性甲减)。对于一过性甲减,如亚急性甲状腺炎导致的甲减,用药一段时间后,其甲状腺功能可能恢复而停用药物。对于永久性甲减如慢性甲状腺炎、甲状腺切除或服碘治疗导致的甲减,就需要进行长期补充甲状腺素治疗。甲减的治疗原理很简单,缺多少补充多少,通过补充适量的外源性甲状腺素将甲状腺功能维持在正常水平,就能保证机体正常的生理功能。

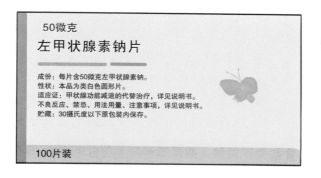

6.甲减会不会遗传或者传染?

原发性甲减的多数病因是慢性淋巴性甲状腺炎(桥本甲状腺炎),桥本甲状腺炎属于器官特异性自身免疫病,很多自身免疫病是有一定遗传倾向的,但不是通常意义上的遗传病,子代并不一定患病。甲减不是传染病,是没有传染性的。

7.妈妈得了甲减会影响孩子的智力吗?

国内外多项研究证实,母亲妊娠期甲状腺功能低下会影响下一代的智力。这是因为甲状腺激素对胎儿的大脑发育至关重要,不同发育阶段,母体甲状腺激素对胎儿脑发育的作用不同。应早期筛查、早期发现、早期干预,合理补充甲状腺激素十分重要。

8.甲减对备孕有影响吗?

妊娠期甲减可导致流产、早产、先兆子痫、妊娠期高血压、后代智力发育迟缓等发生风险升高。对于育龄期患有甲减的女性朋友,建议在医生的指导下合理补充甲状腺激素,使甲状腺功能正常后再行妊娠,以最大限度保障母亲和胎儿的健康。

桥本甲状腺炎

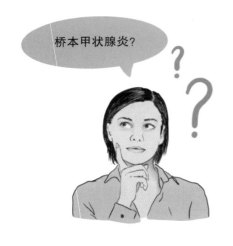

桥本甲状腺炎?

1.什么是桥本甲状腺炎?

桥本甲状腺炎又称"慢性淋巴细胞性甲状腺炎",是最常见的自身免疫性甲状腺疾病,是由于自身免疫功能紊乱,体内产生了针对甲状腺的自身抗体,导致甲状腺出现免疫性炎症损害。比较常见的甲状腺自身抗体有抗甲状腺过氧化物酶抗体、抗甲状腺球蛋白抗体等。桥本甲状腺炎更好发于女性,男女发病比例大约为1∶10。

2.桥本甲状腺炎有哪些危害?

桥本甲状腺炎可表现为甲状腺肿大,桥本甲状腺炎导致的甲状腺肿大一般为轻至中度,一般不会引起颈部压迫症状(如气短或吞咽困难),触之质地坚韧,有橡皮感,没有疼痛和压痛。此外,部分患者可能伴有甲状腺功能的改变。疾病早期可能表现为甲状腺功能亢进或正常,晚期多出现甲状腺功能减退。轻度甲减可以没有明显症状,如甲减持续加重可表现为怕冷、水肿、贫血、乏力、食欲缺乏、皮肤粗糙发黄、心率减慢、女性月经紊乱等。对于甲减患者,需要长期补充甲状腺激素治疗。只要将甲状腺功能控制在适当范围,对生活质量、寿命等均没有明显的不良影响。

3.有什么药能治疗桥本甲状腺炎吗?

桥本甲状腺炎是否需要治疗,关键看两点,即甲状腺功能和临床症状。如果甲状腺功能正常,也没有明显不适,那就不需要用药,定期复查甲状腺功能即可。如甲状腺功能出现异常,需要由专科医生根据甲状腺功能制定相应的治疗方案。对于出现甲状腺功能减退的桥本甲状腺炎患者,一般均需要长期服药,不应擅自停药。目前,针对甲状腺自身抗体升高,尚无有效的治疗手段,硒制剂以及中成药的效果均不肯定。

4.桥本甲状腺炎患者能怀孕吗?

桥本甲状腺炎会对妊娠产生不良影响,但并非妊娠的禁忌证。只要患者在孕前将甲状腺功能调整到妊娠期特定正常范围以内,即可以正常怀孕。因此,做好孕前甲状腺功能检查及孕期甲状腺功能监测至关重要。对于单纯甲状腺自身抗体阳性(甲状腺功能正常且 TSH 达到孕期要求)的孕妇,无论是在怀孕期间还是产后,只需要定期复查甲状腺功能即可。如出现甲状腺功能减退或 TSH 偏高,就需要给予左甲状腺素片治疗,以避免对胎儿发育及孕期安全产生不良影响。

5.桥本甲状腺炎的甲状腺功能正常了,甲状腺抗体会消失吗?

对于桥本甲状腺炎,在用左甲状腺素将甲状腺功能纠正到正常水平后,一般仍会表现出甲状腺抗体阳性,目前尚无有效的治疗手段能降低甲状腺自身抗体的滴度。

亚急性甲状腺炎

1.什么是亚急性甲状腺炎?

亚急性甲状腺炎是临床最常见的甲状腺疼痛性疾病。它是一种可自行恢复的甲状腺非细菌感染性疾病,以短期甲状腺组织损伤伴全身炎性反应为特征。它的甲状腺局部症状明显,可表现为甲状腺肿大、质地变硬及疼痛。除了甲状腺局部表现外,在病程中还常伴有甲状腺组织破坏所致的甲状腺功能亢进及甲状腺功能减退症状。

2.亚急性甲状腺炎有哪些临床表现?

(1)全身症状:包括倦怠乏力、肌肉酸痛、食欲缺乏、体温不同程度升高。

(2)局部症状:甲状腺肿大、触痛明显;有时疼痛会扩散到咽喉、下颌及耳部,可能被误诊为牙科疾病或咽部、耳部感染。

(3)甲状腺功能异常相关症状:在甲状腺毒症阶段可表现出怕热、多汗、心动过速、体重减轻等表现。随着病程延长,部分患者可能出现短暂的甲状腺功能减退期,大多数患者的甲状腺功能可在数周或数月后恢复正常。

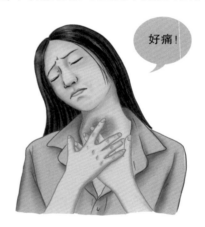

好痛!

3.亚急性甲状腺炎能治愈吗?

亚急性甲状腺炎预后良好,多数患者可在几周或几个月内自行缓解。早期治疗主要以减轻炎症反应及缓解疼痛为目的。部分患者症状极其轻微,不需要用药。而全身症状较重,非甾体抗炎药无效,甲状腺肿大、疼痛剧烈的患者需采用糖皮质激素进行治疗。少数患者可能发生永久甲减,需终生服用左甲状腺素替代治疗。

4.治疗亚急性甲状腺炎需要用"消炎药"吗?

亚急性甲状腺炎的病因并不十分明确,可能与病毒感染有关,并非通常的细菌感染导致的"炎症",所以应用"消炎药"(抗生素)治疗基本上是无效的。轻症的患者应注意休息,对于局部疼痛明显的患者,可给予消炎止痛药物,如布洛芬、吲哚美辛、对乙酰氨基酚等对症治疗。对于疼痛、发热等全身症状明显,止痛药物效果不佳的患者,可给予短期糖皮质激素治疗。

甲状腺结节

1.甲状腺结节常见吗?为什么会出现甲状腺结节?

随着人们对自身健康的重视,越来越多的人会进行定期体检,而在体检报告中,甲状腺结节越来越常见。据统计,我国成人甲状腺结节发生率约为20%,也就是说,差不多每5个成年人中就有1个人存在甲状腺结节。甲状腺结节的病因较为复杂,与遗传因素有关,也与生活方式及环境因素有一定关系,如过多接触放射线,食物中缺乏碘或高碘饮食。有研究表明,肥胖及代谢异常也有可能导致甲状腺结节的发生风险增加。

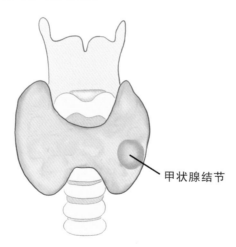

甲状腺结节

2.甲状腺结节是癌吗?

确诊甲状腺结节后,人们最担心的问题就是这个结节是不是癌。目前,甲状腺结节的发病率很高,但是不要过于担心,大多数甲状腺结节是良性的,恶性发生率仅为5%～10%。因此,当查出甲状腺结节时,不必恐慌,应该正确、科学地认识、对待它。有多种判断甲状腺结节良恶性的方式,其中首选方法是甲状腺超声检查,必要时可通过甲状腺细针穿刺等方法进一步明确诊断。

3.甲状腺结节有哪些症状?

大多数甲状腺结节是没有临床症状的,通过甲状腺彩超检查才发现。少数甲状腺结节和甲状腺癌晚期患者可出现局部肿块疼痛,可压迫气管、食管,使气管、食管移位,这类患者易出现声音嘶哑、呼吸不畅及吞咽困难等。若侵犯颈部神经,还可出现耳、枕、肩等处疼痛。甲状腺髓样癌还可分泌某些肽类激素而引起腹泻、心悸、面色潮红等症状。而亚急性甲状腺炎引起的结节则主要表现为甲状腺局部肿痛及发热,结节质地较硬,触痛明显,疼痛可向颌下、耳后放射。

4.甲状腺结节会自己消失吗?

甲状腺结节可分为实性、囊性和囊实性三种。囊性结节由于是液体成分,在某些情况下可能发生破裂,破裂后结节内的液体被逐渐吸收,结节有可能变小甚至消失。而实性和囊实性结节中有一些固体成分,这些固体成分很难被吸收,所以实性和囊实性结节一般不会自己消失。

5.得了甲状腺结节需不需要禁食海鲜和加碘盐?

多国研究者的研究已经证明,碘不足和碘过量都会导致甲状腺疾病,适宜的碘摄入对甲状腺健康至关重要。对于甲状腺结节患者而言,可以通过测尿碘浓度了解碘摄入是否适宜,指导碘的摄入。一般来说,患有甲状腺结节者在饮食上没有特别的禁忌,不需要过分担心。

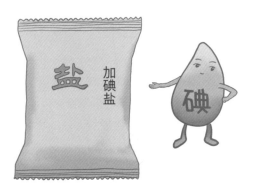

6.按摩、推拿能够消除甲状腺结节吗?

目前,没有确切证据表明按摩、推拿能够消除结节,甚至有可能带来不良作用。假如结节是恶性的,刺激后还可能加速肿瘤细胞的生长。假如结节是良性的,按摩也可能会增大结节的压力,造成破裂、出血等情况。总之,针对甲状腺结节,建议尽量减少对它的物理刺激。

7.甲状腺结节需要做手术吗?

甲状腺结节的治疗方案取决于患者甲状腺结节的类型。医生会根据具体情况选择甲状腺功能检测、甲状腺彩超、甲状腺核素扫描、甲状腺细针穿刺等方法,对结节大小、是否压迫周围组织、是否影响甲状腺激素水平以及结节良恶性等方面进行评估。

对于良性结节,医生可能建议患者定期进行甲状腺功能及超声检查,不需要药物治疗。如果结节太大,导致呼吸或吞咽困难,则可能需要手术。

对于导致甲状腺功能亢进症的结节,医生可能会建议患者接受甲状腺功能亢进症治疗,包括放射性碘疗法、抗甲状腺药物及外科手术。对于癌性结节,常用治疗方法是手术切除。

甲状腺手术后,需要接受左甲状腺素治疗,患者应该在医生的指导下确定合适的剂量,长期服用,不能擅自停药。

8.甲状腺癌手术后能治愈吗?

甲状腺癌一般有四种类型,即乳头状癌、滤泡状癌、髓样癌、未分化癌。乳头状癌是最常见的类型,占所有甲状腺癌的80%～90%。乳头状癌通常在甲状腺内生长,但有时也会转移到邻近的淋巴结,甚至发生远处转移。

医生会根据结节的大小、是否侵犯周围组织、是否有淋巴结转移等情况确定手术方式。部分患者在术后还需要行放射性碘治疗,以破坏残留的甲状腺组织或肿瘤,同时应用大于生理替代剂量的左甲状腺激素来抑制残留甲状腺组织的生长。乳头状癌通常恶性程度较低,进展缓慢,如能早期发现并积极治疗,一般预后较好,不影响患者寿命。对于恶性程度相对较高的甲状腺髓样癌及未分化癌来说,预后较差,除手术外,可能还需要放化疗等方法控制病情,延长患者生存期。

(孙福敦　张亮　吴菲)

甲状旁腺疾病

1.什么是甲状旁腺？它有哪些生理作用？

甲状旁腺是人体内分泌腺之一。绝大部分人有两对甲状旁腺，为棕黄色，形似黄豆，分别位于左右两叶甲状腺背面（或埋在其中）的中部和下部。甲状旁腺的主要功能为分泌甲状旁腺激素（PTH），甲状旁腺激素可以作用于骨骼、肾脏以及肠道，调节机体内钙、磷代谢。

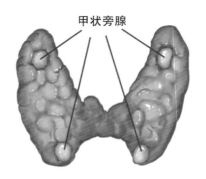

甲状旁腺

2.为什么会发生甲状旁腺功能亢进？

（1）甲状旁腺自身发生了病变，如增生或肿瘤导致甲状旁腺激素合成与分泌增多，称为原发性甲状旁腺功能亢进。

（2）由于身体存在其他病症，如长期维生素 D 缺乏或肾功能不全等导致血钙低于正常值，从而刺激甲状旁腺代偿性增加甲状旁腺激素的分泌来提高血钙水平，称为继发性甲状旁腺功能亢进。

（3）在长期继发性甲状旁腺功能亢进的基础上，由于腺体受到持久和强烈的刺激，部分增生组织转变为腺瘤，自主地分泌过多 PTH，称为三发性甲状旁腺功能亢进症。

3.甲状旁腺功能亢进会遗传吗？

原发性甲状旁腺功能亢进症多为散发，不会遗传给后代，但有很少一部分患者有家族遗传倾向，如有些患者的甲状旁腺功能亢进是多发性内分泌腺瘤病的其中一种病变，而多发性内分泌腺瘤病是有一定遗传倾向的，因此我们要对这部分患者的家族成员进行必要的筛查。

4.甲状旁腺功能亢进对身体有什么危害？

（1）骨骼系统：常表现为骨骼关节疼痛，病程较长的患者可出现骨质疏松、骨骼畸形、骨折。

（2）泌尿系统：反复发生泌尿系统结石或肾钙化，甚至肾功能不全。

（3）血钙水平增高可引起全身多个系统的表现。神经-肌肉系统的表现包括嗜睡、性格改变、记忆力减退、肌肉软弱无力等；消化系统方面，可表现为食欲缺乏、恶心、呕吐、腹胀、腹痛、便秘、反酸、消化性溃疡、急/慢性胰腺炎等。严重病例可出现重度高钙血症，伴明显脱水，危及生命。

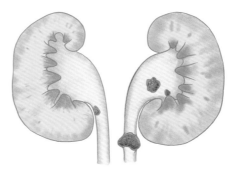

泌尿系统结石

5.如何治疗甲状旁腺功能亢进？

因甲状旁腺腺瘤或增生导致的甲状旁腺功能亢进首选手术治疗，对于术前出现重度高钙血症或伴有症状的中度高钙血症，以及不能手术或不接受手术的患者，应给予相应药物治疗，以降低血钙水平。

6.甲状旁腺功能亢进手术治疗有什么风险？

甲状旁腺功能亢进手术会有一定的风险。首先是手术后有可能会出现手术区域的软组织损伤、出血，严重时会出现压迫症状，出现呼吸困难甚至窒息；其次是手术以后有可能出现低血钙，需要补充钙剂和维生素 D；另外，在手术过程中还有可能会损伤喉返神经，导致声音嘶哑。

7.甲状旁腺功能亢进手术后需要继续吃药吗？

大部分甲状旁腺功能亢进手术后的患者不需要长期吃药，部分患者如术后合并低钙血症或骨饥饿综合征，则需补钙治疗。也有少数患者病灶无法完全切除，或恶性肿瘤出现转移或复发高钙血症未能缓解时，则仍需应用药物控制高钙血症。

8.什么是甲状旁腺功能减退？

甲状旁腺功能减退症简称"甲旁减"，是由甲状旁腺激素分泌过少和（或）效应不足而导致血液中钙含量降低，同时血液中磷含量增加。临床可表现为肢端或口周麻木、肌肉酸痛及抽筋，长期的低钙高磷血症还会导致钙在脑组织沉积、癫痫、白内障等病变。

9.发生甲状旁腺功能减退的原因是什么？

甲状旁腺功能减退最常见的病因是颈部手术中甲状旁腺受到损伤，包括甲状腺手术、甲状旁腺手术、其他头颈部手术等，部分患者在手术后可出现短暂的一过性甲状旁腺功能减退，一段时间后可恢复正常，小部分患者出现永久性的甲旁减。其他引起甲旁减的原因包括自身免疫性和遗传性因素，更为少见的病因有镁代谢紊乱、浸润性病变肿瘤转移和电离辐射等。

10.甲状旁腺功能减退有什么症状？

甲状旁腺功能减退的症状主要是由血钙降低的速度和严重程度决定的。术后迅速发生的低钙血症可以出现急性低钙血症相关症状，典型表现为手足搐搦，有时可伴喉痉挛和喘鸣，甚至惊厥或癫痫样发作。慢性低钙血症患者开始时可能没有明显症状，血钙降低到一定程度时可出现疲乏虚弱，口周、肢端麻木、刺痛感，肌肉抽搐或痉挛。长期低钙血症可导致脑内基底节钙化，患者会出现帕金森综合征、智力低下及其他运动障碍。

另外，甲状旁腺功能减退还可引起不同程度的骨骼异常、皮肤毛发干燥粗糙及白内障、角结膜炎、角膜钙化、视力下降等。长期严重的甲旁减可导致充血性心力衰竭、胸痛、心律失常。幼年起病的患者可出现牙齿发育的异常。

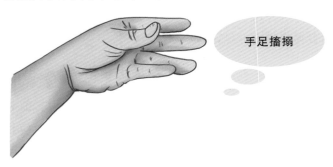

手足搐搦

11.如何治疗甲状旁腺功能减退？

甲状旁腺功能减退的治疗目的是缓解症状,使体内的钙、磷水平接近正常,具体方法包括：

(1)口服碳酸钙片:口服钙补充剂可以增加血液中的钙水平。但是,高剂量钙会导致有些人出现便秘等胃肠道不良反应。

(2)补充维生素 D:补充活性维生素 D(如骨化三醇)或大剂量普通维生素 D 可以帮助身体吸收钙。

(3)补充镁:如果镁水平低,可能需要同时服用镁补充剂。

甲状旁腺功能减退一般需要长期服药、定期复查,患者应在医生的指导下调整钙剂和维生素 D 的剂量,不可擅自停药。急性低钙血症的处理原则为静脉补充钙剂及补充活性维生素 D,并需纠正低镁血症。

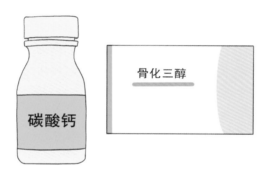

12.服药期间需要定期监测哪些指标？

(1)服药期间需要定期监测血钙、磷、白蛋白,肌酐,25-羟维生素 D,24 小时尿钙。剂量调整期每2～4 周复查,剂量稳定后可以每 3～6 个月复查。其中,血钙和尿钙的指标最为重要。

(2)泌尿系超声:长期的高尿钙会增加患肾结石的风险并可能影响肾功能,所以建议每年做一次泌尿系超声检查。

(3)眼科:每年评估有无白内障。

(4)头颅 CT:可 3～5 年复查一次。

(5)骨密度:建议 1～2 年复查一次。

（郑凤杰　刘继东）

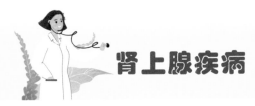

解密肾上腺

1.肾上腺在哪里？肾上腺疾病与肾脏有关系吗？

肾上腺是人体重要的内分泌器官之一。肾上腺成对存在,位于两侧肾脏的内上方,分居脊柱两侧,故而称为肾上腺。成人的正常肾上腺重4～6克。肾上腺疾病与肾脏没有直接关系,肾上腺疾病不等于肾脏病,但有些肾上腺疾病长期得不到处理可能会影响肾脏功能。

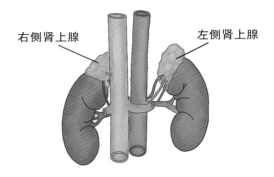

右侧肾上腺　　　　　　　　　　　左侧肾上腺

2.肾上腺分泌哪些激素?

肾上腺在结构上分为外层的皮质和内层的髓质。肾上腺皮质部分又分为三层,分别是球状带、束状带、网状带。

球状带位于最外层,分泌以醛固酮为主的盐皮质激素。醛固酮通过促进肾脏对水、钠离子的重吸收,同时促进对钾离子的排泄,起到增加血容量、升高血压的作用,如果分泌异常增多,则会引起低血钾。

束状带是皮质中最厚的部分,分泌以皮质醇为主的糖皮质激素,糖皮质激素就是被大家熟知的可以使人"变胖"的激素。糖皮质激素可促进蛋白质、脂肪分解转变成糖,为身体提供能量,同时糖皮质激素也是机体在应激状态下分泌的一种重要激素,具有抗炎、抗休克、调节免疫等多种作用,是维持人体基本生命活动所必须的激素。

网状带位于皮质的最内层,主要分泌少量的性激素。

肾上腺髓质位于肾上腺内层,合成并分泌儿茶酚胺,儿茶酚胺也是机体重要的"应激激素",可使心跳加速、心脏活动加强、全身血管广泛收缩、血压升高等,使人体达到"备战"状态。

肾上腺腺瘤

1.肾上腺腺瘤是良性肿瘤吗?

95%以上的肾上腺肿瘤均为良性,少数为恶性,如肾上腺皮质癌、具有恶性倾向的嗜铬细胞瘤等。对于肾上腺肿瘤,除了良、恶性的判断之外,还需要分辨肾上腺肿瘤是否存在功能。大部分的肾上腺良性肿瘤不会引起症状,无需治疗。若肾上腺肿瘤分泌高水平的激素,就可以出现相应的临床表现,如向心性肥胖、脸变圆红、皮肤变薄、骨质疏松、高血糖、高血压、低血钾等,此时即使肿瘤是良性,也需要治疗。

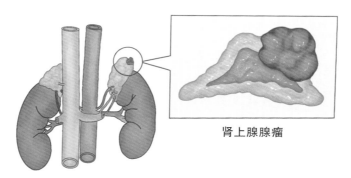

肾上腺腺瘤

2.查体偶尔发现肾上腺腺瘤或增生,需要进一步检查吗?

查体发现肾上腺腺瘤或增生,称为肾上腺意外瘤。对于肾上腺意外瘤,首先需评估其有无功能,即是否产生了过多的激素,引起机体功能紊乱。可以通过实验室检查评估有无过多盐皮质激素、糖皮质激素、儿茶酚胺等激素分泌。其次需区分肿瘤的良恶性。多数肾上腺占位无功能,且为良性肿瘤。有研究统计,肾上腺意外瘤中,功能性肿瘤约占10%,恶性肿瘤约占2%。治疗方面,若肿瘤无功能,可定期复查。对于功能性肿瘤及伴有可疑恶性的影像学特征或体积较大(最大直径超过4厘米)的肿瘤,可考虑行手术切除。

3.肾上腺腺瘤必须手术吗?

并非所有肾上腺腺瘤都需要手术治疗,需要根据腺瘤的体积和功能决定。大多数体检发现的肾上腺结节为良性且无功能,不会影响人体正常的生理功能,这一类结节无需手术。手术指征为有激素分泌功能和有恶性征象的病灶。另外,直径超过4厘米的结节不能完全排除恶性可能,可结合患者具体临床特点、年龄、健康状况和自身意愿来制定治疗方案,必要时可考虑手术。

4.术后需要监测哪些指标?

(1)需要监测患者精神状态、体力、食欲、血压、心率等生命体征。

(2)定期复查血、尿、便常规,肝肾功,血脂,生化离子等常规指标。

(3)需监测肾上腺相关激素水平,必要时给予激素补充治疗。

(4)需要定期复查肾上腺影像学检查,如肾上腺强化CT等,评估肿瘤有无复发情况。

库欣综合征

1.什么是库欣综合征?

库欣综合征是指各种病因造成肾上腺分泌过多糖皮质激素(主要是皮质醇)所致病症的总称,其中最多见者为垂体促肾上腺皮质激素(ACTH)分泌亢进所导致的糖皮质激素分泌增多,称为库欣病。库欣综合征的典型表现包括满月脸(脸圆)、面红、锁骨上及颈背部脂肪堆积、体重增加、腰围增加、四肢变细、皮肤出现宽大紫纹、皮肤变薄及磕碰后易起瘀斑、骨质疏松、高血压、高血糖等;另外,儿童可出现生长发育停滞,女性可出现月经紊乱或闭经,男性出现性欲减退、勃起功能障碍等。

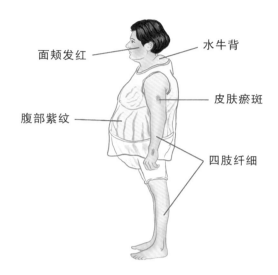

面颊发红　　　　水牛背

皮肤瘀斑

腹部紫纹

四肢纤细

2.怎样确诊库欣综合征?

(1)有典型的症状体征者,可从外观作出初步诊断。

(2)各型库欣综合征均有糖皮质激素分泌异常,表现为皮质醇分泌增多,失去昼夜节律,且分泌不能被外源性的小剂量地塞米松抑制:①正常成人早晨 8 点血浆皮质醇水平最高,下午 4 点血浆皮质醇水平约为早晨 8 点的一半,午夜 12 点皮质醇水平最低。库欣综合征患者常常表现为早晨皮质醇高于正常水平,午夜皮质醇不明显低于清晨(表示昼夜节律消失)。②患者的 24 小时尿游离皮质醇高于正常。尿游离皮质醇可以反映血中游离皮质醇水平,且少受其他色素干扰,诊断价值高。③小剂量地塞米松抑制试验:患者皮质醇不能被小剂量地塞米松所抑制。

(3)病因诊断(定位诊断):需要根据血浆促肾上腺皮质激素水平、肾上腺影像学、垂体影像学以及大小剂量地塞米松抑制试验等进一步明确。

3.怎样区分单纯性肥胖与库欣综合征?

肥胖症患者也可以合并高血压、糖耐量减低、月经少或闭经,腹部可有条纹(多为白色,有时可为淡红色,但较细),部分患者可出现皮质醇节律消失;但单纯性肥胖症患者皮质醇可以被小剂量地塞米松所抑制,所以只需要做一个小剂量地塞米松抑制试验即可鉴别单纯肥胖与库欣综合征。

4.儿童得了库欣综合征有什么特殊表现?

儿童库欣综合征除了向心性肥胖、满月脸、多血质、皮肤紫纹等典型表现外,常伴有生长发育停滞、身材矮小,同时可伴有糖皮质激素和雄激素过多体征,如多毛、痤疮、皮肤色素沉着等。

5.查皮质醇为什么需要多次抽血,还要留 24 小时尿?

正常人血皮质醇分泌存在昼夜节律,上午 8 点左右最高,午夜最低。库欣综合征患者不但血皮质醇增高,而且昼夜节律紊乱(夜间水平亦较高);所以需要分别在早上 8 点、下午 4 点、午夜 0 点采血观察皮质醇分泌的节律。库欣综合征患者的 24 小时尿游离皮质醇高于正常,尿游离皮质醇可以反映血中游离皮质醇水平,且少受其他色素干扰,诊断价值高。

6.库欣综合征有哪些危害?

库欣综合征除了引起患者外貌的改变之外,由于长期过量的皮质醇分泌,还会引起蛋白质、脂肪、糖和电解质的代谢紊乱。患者可能会发生类固醇性糖尿病或使原有的高血糖更难以控制,还可能因长期的负氮平衡引起肌肉萎缩,骨量丢失引起严重的骨质疏松,甚至在日常活动或轻微外力下出现骨折,骨折经常发生于胸腰椎及髋部。另外,高水平的血皮质醇还可以导致高血压、低血钾及血液高凝状态,加上伴随的糖脂代谢紊乱,容易诱发心脑血管疾病。

7.什么叫内分泌性高血压?

内分泌性高血压属于继发性高血压,是指因内分泌疾病导致相应靶腺激素分泌增多,引起血流动力学改变,而使血压升高。常见的可导致内分泌性高血压的疾病包括原发性醛固酮增多症、库欣综合征、嗜铬细胞瘤、生长激素瘤、甲状腺功能亢进症等。内分泌性高血压不同于原发性高血压,单纯应用降压药物治疗往往疗效不佳,只要能及时发现病因,规范治疗,高血压便能得到良好的控制,甚至被治愈。

8.哪些人群应该进行内分泌性高血压的筛查?

(1)顽固性高血压或难治性高血压(指尽管使用了 3 种以上合适剂量降压

药联合治疗,血压仍未达到目标水平)患者。

(2)高血压合并低血钾者。

(3)高血压合并肾上腺意外瘤者。

(4)早发性高血压家族史或早发脑血管意外家族史的高血压患者。

(5)高血压伴有头痛、心悸、大汗、体重下降,尤其是有阵发性高血压发作的患者。

(6)有嗜铬细胞瘤家族史的患者。

(7)高血压伴有向心性肥胖、皮肤紫纹、女性多毛、男性性腺功能减退的患者。

(8)体重增加而生长停滞的肥胖儿童等。

原发性醛固酮增多症

1.什么是原发性醛固酮增多症?

原发性醛固酮增多症是指肾上腺皮质的球状带增生或占位,自主分泌过多的醛固酮。醛固酮的作用是升高血压、降低血钾。因此,典型原发性醛固酮患者的临床表现为高血压及低钾血症引起的肌无力、软瘫等,需指出的是,部分患者可无低钾血症。

2.原发性醛固酮增多症有哪些表现?

(1)高血压:为最常见的症状,随着病情的进展,血压逐渐升高,常见降压药的效果不佳,常常联合使用3~4种降压药后血压仍不能得到满意控制。

(2)低钾血症表现:肌无力及周期性瘫痪,血钾越低,肌肉受累越重;肢端麻木,手足搐搦,在低钾严重时,由于神经肌肉应激性降低,手足搐搦可较轻或不出现,而在补钾后,手足搐搦变得明显。

(3)肾脏表现:慢性失钾致肾小管上皮细胞呈空泡样变性,浓缩功能减退,伴多尿,尤其夜尿多,继发口渴、多饮;常易并发尿路感染;尿蛋白增多,少数发生肾功能减退。

(4)儿童患者有生长发育障碍,与长期缺钾等代谢紊乱有关。

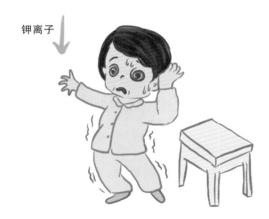

钾离子

3.什么情况下需要进行原发性醛固酮增多症的筛查?

(1)持续性血压>160/100毫米汞柱、难治性高血压(联合使用3种降压药物,其中包括利尿剂,血压仍>140/90毫米汞柱;或联合使用4种及以上降压药物,血压才能<140/90毫米汞柱)。

(2)高血压合并自发性或利尿剂所致低钾血症。

(3)高血压合并肾上腺意外瘤。

(4)有早发性高血压家族史或早发(小于40岁)脑血管意外家族史的高血压患者。

(5)原发性醛固酮患者伴有高血压的一级亲属。

(6)高血压合并阻塞性睡眠呼吸暂停者。

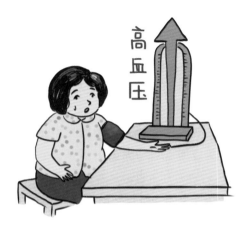

4.原发性醛固酮增多症为什么会造成低血钾?

原发性醛固酮增多症患者分泌醛固酮增多,而醛固酮有保钠、排钾的作用,会使血钾从肾脏排出增多,引起低钾血症,因此原发性醛固酮增多症的患者常会有高血压、低血钾的表现。

5.原发性醛固酮增多症必须手术吗?

原发性醛固酮的治疗方法包括手术和药物治疗两种。对于醛固酮瘤患者,首选手术治疗,如患者不愿手术或不能手术,则可予药物治疗;而对于特发性醛固酮增多症及糖皮质激素可抑制性原发性醛固酮增多症患者,首选药物治疗。

首选治疗药物为螺内酯,螺内酯是非选择性醛固酮受体拮抗剂,能够通过拮抗醛固酮的作用改善高血压和低血钾,由于它同时有一定的拮抗雄激素受体的作用,在剂量增加时可能会导致男性不同程度的乳房发育和性功能减退;女性则可能导致月经紊乱。依普利酮是高选择性醛固酮受体拮抗剂,其对雄激素及孕激素受体的亲和力不到螺内酯的 1%,不良反应较小。

嗜铬细胞瘤

1.什么是嗜铬细胞瘤?

嗜铬细胞瘤起源于肾上腺髓质、交感神经节或其他部位的嗜铬组织,这种肿瘤会持续或间断地分泌大量儿茶酚胺,引起持续性或阵发性高血压,以及多个器官功能、代谢紊乱。嗜铬细胞瘤患者高血压发作时常伴有头痛、心悸、多汗三联征。

2.嗜铬细胞瘤患者为什么会出现血压忽高忽低,还伴有头痛、心悸?

这是因为有部分嗜铬细胞瘤会阵发性分泌大量儿茶酚胺,造成血压骤升,收缩压可达 200～300 毫米汞柱,舒张压也明显升高,可达 130～180 毫米汞柱,同时伴有剧烈头痛、面色苍白、大汗淋漓、心动过速等症状。

3.嗜铬细胞瘤有什么危害?

嗜铬细胞瘤可造成多个器官功能及代谢紊乱,阵发性或持续性高血压可造成高血压脑病,严重者可发生脑出血;大量儿茶酚胺可引起儿茶酚胺性心肌病,伴心律失常,严重者可发生心肌损害、心力衰竭等;嗜铬细胞瘤还可导致糖脂代谢紊乱,影响消化系统、泌尿系统、血液系统功能。少数情况下,恶性嗜铬细胞瘤还可能转移至全身其他部位,导致进一步的损害。因此,嗜铬细胞瘤的早期规范诊治十分重要。

4.嗜铬细胞瘤应该怎么治疗?

手术切除是嗜铬细胞瘤最根本的治疗手段。内科药物治疗主要适用于症状控制、术前准备、无法手术及恶性嗜铬细胞瘤术后复发者。如果嗜铬细胞瘤是恶性并已出现转移,治疗难度会大大增加,可能的治疗措施包括一些较新的化疗药物及放射性同位素的靶向治疗。

5.嗜铬细胞瘤术前为什么需要很长的准备时间?

体内高水平的儿茶酚胺在手术过程中是危险的,因此只有在经过适当的药物治疗,使儿茶酚胺作用得到控制后才能手术。术前准备的目的主要是控制血压、减缓心率和纠正血容量不足,防止麻醉及手术诱发的儿茶酚胺阵发性大量释放及其对心血管系统的影响。在手术前,α受体阻滞剂应用一般不少于 2 周。

6.嗜铬细胞瘤会遗传吗?

嗜铬细胞瘤分为家族性(遗传性)嗜铬细胞瘤和散发性嗜铬细胞瘤,已发现几种家族性综合征性疾病与肾上腺嗜铬细胞瘤有关,如多内分泌腺瘤病、希佩尔-林道综合征、神经纤维瘤病等,这些患者发病年龄往往更早。因此,对于确诊嗜铬细胞瘤的患者,应在进行上述遗传综合征排查的同时,进行基因检测。必要时其家庭成员也应完善基因检查。

(倪一虹　孙爱丽　杜娇娇)

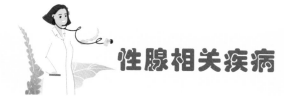

性腺相关疾病

1.性激素六项包括哪些项目?

(1)FSH:促卵泡激素,也叫作"卵泡刺激素"(可刺激女性卵子的生长、成熟及分泌雌激素;可促进男性睾丸曲细精管的成熟和精子的形成)。

(2)LH:黄体生成素(可促进女性排卵,促进黄体的形成和孕激素的分泌;可促进男性睾丸间质细胞产生睾酮)。

(3)PRL:催乳素(促进乳房发育及乳汁分泌)。

(4)E2:雌二醇(刺激子宫内膜的增殖,促进女性第二性征的发育)。

(5)T:睾酮(可促进男性生殖道的分化、发育,促进男性第二性征的出现及维持性功能;可促进女性阴蒂、阴唇和阴阜的发育,促进阴毛、腋毛的生长)。

(6)P:孕酮(促使子宫内膜由增殖期转变为分泌期,为胚胎的着床做准备)。

2.什么情况下需要查性激素?

(1)月经周期紊乱、闭经、多毛、异常子宫出血。

(2)伴有围绝经期相关症状的女性(如潮热、盗汗、睡眠障碍、情绪异常等)。

(3)进行不孕不育的检查时,协助判断性腺功能。

(4)判断是否排卵。

(5)可疑性发育异常、性早熟。

(6)性腺肿瘤,尤其是怀疑有内分泌功能的肿瘤。

3.性激素化验检查异常代表什么?

不同性别、年龄以及月经周期的不同时间段,性激素的正常值是不一样的。化验结果数值高或低,可能与卵巢及睾丸功能、下丘脑-垂体功能甚至肾上腺功能有关,需要医生结合病史及临床症状进行综合判断。同时还应注意某些药物及其他因素对性激素检测的影响。如泌乳素在饱食、饥饿、寒冷、情绪波动、刺激乳房等情况下均会升高，所以一次检测值偏高不足以诊断为高泌乳素血症，需排除以上影响因素后进行重复检测。

4.正常情况下,青春期是在什么年龄启动?

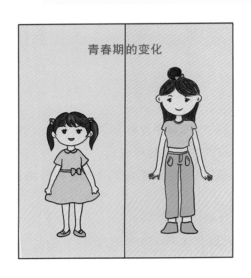

青春期的变化

男孩和女孩青春期开始发育的时间不同。女孩在 8～10 岁,标志是女孩乳房开始增大,然后慢慢出现阴毛生长、阴道分泌物,最后是月经来潮。男孩青春期启动时间为 10～12 岁,开始时出现睾丸增大,然后出现阴囊发育、色素沉着,继而阴茎发育,阴毛和腋毛生长,变声和遗精。许多家长错误地认为女孩来月经、男孩遗精才意味着青春期开始启动,其实从生理发育上来看,女性月经初潮和男性遗精标志着青春期末期的到来,也就是青春期即将结束。

5.什么是性早熟,性早熟能引起哪些后果?

性早熟是指女孩在 8 岁之前、男孩在 9 岁之前出现第二性征的发育,如女孩乳房发育或是 10 岁前来月经,男孩睾丸增大等。按照病因,性早熟又分为中枢性性早熟及周围性性早熟。性早熟对儿童的危害包括:

(1)性早熟的孩子会更早出现生长加速,但由于骨骼生长时期缩短,骨骺会

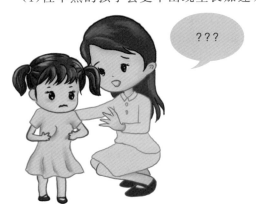

过早闭合,而影响其最终身高。

(2)患儿虽然性发育开始成熟,但其实际年龄、心理成熟程度却与此不一致,很容易造成孩子的心理障碍。

(3)由于性早熟,孩子可产生与年龄不相符的性冲动,而引起一些社会问题。

6.7 岁女孩乳房发育,阴道出血,是性早熟吗?

女孩在 8 岁之前出现第二性征的发育,如乳房发育,或 10 岁之前来月经,都提示存在性早熟。如果您的孩子出现提前"蹿个儿"、乳房增大等情况,就应及时到医院就诊,进行相关检查。

7.男孩阴茎较小,怎么办?

医学上的小阴茎,是指阴茎牵拉长度小于相同年龄、正常性发育状态人群的阴茎长度平均值 2.5 标准差以上。小阴茎发生机制具体不明,可能与内分泌异常、性腺轴异常、染色体异常或基因异常有关,但小阴茎常常被误诊或漏诊,最常见的原因是肥胖导致阴茎埋藏、隐匿性阴茎、阴茎伸展长度测量错误、缺乏阴茎长度标准知识。误诊可能会导致父母焦虑,并可能产生不必要的检查和测试。如果您怀疑自己孩子可能存在小阴茎,一定要去医院,由医生进行检查和判断。

8.青春期男孩乳房"增大"怎么办?

男性乳腺发育,通俗地说,就是男性出现乳房增大、女性化乳腺的一种临床表现。青春期的男孩可出现生理性乳腺发育,多为自限性疾病,可自行恢复。对于 17 岁以上青年男性,病程大于 2 年的男性乳腺发育的患者需要及时就诊,进行进一步的检查。

9.16 岁女孩,月经还没来,正常吗?

女性年龄超过 14 岁,第二性征未发育;或年龄超过 16 岁,第二性征已发育,但月经未来潮,称为原发性闭经。原发性闭经的原因有很多,包括下丘脑垂体疾病、性腺发育不全、先天性无子宫或子宫发育不全、处女膜闭锁等,需要及时到医院进行诊治。

10.女孩来月经了或男孩遗精了,身高还能长多少?

月经来潮、男孩遗精是青春期发育过程中的重要标志,这提示孩子们的生长发育已经进入中晚期,其骨骺也将逐渐闭合。此时,孩子们的平均身高一般还能增长 5～6 厘米。对于身材矮小的孩子,如果在此时再进行干预,将很难达到理想的药物疗效,预期花费也会比较高。因此,如果孩子身高明显低于同龄人或每年身高增长小于4～5厘米,就应及时就诊,以免错过最佳的治疗时期。

11.肥胖会影响孩子生长发育吗?

随着环境和生活方式的变化,超重与肥胖已成为影响我国青少年儿童身心健康的重要原因。总体来说,肥胖对孩子生长发育的影响包括以下方面:

(1)肥胖孩子高血压、糖脂代谢紊乱、脂肪肝等代谢性疾病发生率明显增加。同时,肥胖还会增加成年期慢性疾病如冠心病、脑卒中、糖尿病、癌症等患病率,对孩子一生的健康和生活质量产生不利影响。

(2)肥胖的孩子更容易出现性激素分泌异常,可能导致第二性征过早发育,骨龄增加,促使骨骺提前闭合,生长周期缩短,从而影响孩子的终身高。

(3)关节负重过大,尤其是膝关节、髋关节等负重关节会承受过大压力,容易影响关节正常功能,甚至导致关节疼痛及活动受限。

(4)部分孩子可能因为肥胖产生自卑心理,并伴有焦虑、抑郁等不良情绪,对生长发育产生进一步的影响。

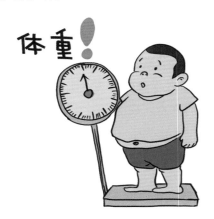

12.月经不规律怎么办?

规律月经指的是每21～35天来一次月经,每次月经周期长度变化小于7天,经期持续2～8天。对于正常育龄期女性来说,在排除了妊娠以后,月经不规律的原因很多,包括服用影响排卵的药物、生活中的压力和情绪异常、过度节食或肥胖,如果排除了上述因素,需要及时到医院就诊排除疾病原因所致的月经不规律。

13.女性体毛多是什么原因?

大多数女性的多毛是生理性的,多有家族性毛发过多的情况,没有男性化的表现。应当注意,除了生理性的多毛,还有病理性的原因,主要与雄激素分泌过多有关,临床表现为毛发突然增多,同时还可伴有喉结突出、声音粗沉、阴蒂肥大、月经不调及闭经等表现,此时应当及时专科就诊。

(娄福臣)

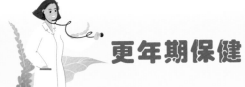

更年期保健

1.一般女性会在多大年龄进入更年期?

更年期是指女性绝经前后的一段时间,是从生殖期过渡到老年期的一个特殊生理阶段。我国女性更年期一般是指 45～55 岁这十年,临床上最开始可表现为月经不规律,随着体内激素水平逐渐下降,可慢慢出现阵发性潮热、多汗、失眠、情绪波动、阴道干涩、性交疼痛等,严重困扰女性朋友的身心健康。除此之外,绝经后女性骨质疏松、心脑血管疾病、老年痴呆等疾病的发生风险也会明显增加。更年期这一过渡阶段的健康管理,对女性的晚年健康至关重要。

2.月经开始不规律了,是不是意味着进入了更年期?

更年期女性随着体内激素水平的变化,会开始出现月经紊乱,如月经周期缩短、周期天数不等,直至最后绝经。当月经出现了明显的变化,如一年内两次出现月经周期相差 7 天以上,就提示已经进入了绝经过渡期。如果月经 2 个月才来一次,说明已经进入了绝经过渡期的晚期。如果 1 年都没有月经来潮,才可以诊断为绝经。

3.绝经后女性生理和心理上会发生哪些变化?

我国女性平均绝经年龄是 50 岁。从卵巢功能开始衰退时,女性就可能出现更年期的相关症状,一般停经 1～3 年内是症状最严重的阶段。除了以上提到的月经紊乱直至停经,更年期女性最突出的表现是潮热、多汗等血管舒缩症状。另外,还可出现情绪障碍、失眠、记忆力下降,严重者甚至出现抑郁症的情况。其他的症状包括阴道黏膜萎缩、性生活疼痛、盆底功能障碍、尿路感染、尿失禁等。

除此之外,进入更年期后,还有一些长期后果,也叫远期症状,如骨质疏松、心脑血管疾病（如冠心病、脑血管病）、老年痴呆症等。绝经是女性的一个自然生理过程，随着时代的发展，人类的平均寿命逐渐延长，大多数女性在绝经后还要经历 30～40 年的生命历程。因此，人们对于绝经后女性的健康状况越来越重视。有研究发现，45～55 岁是防病的"黄金十年"，此时身体机能处于承上启下的发展阶段，各类疾病开始突显和滋生。若加以重视，就能实现身体机能平稳过渡。

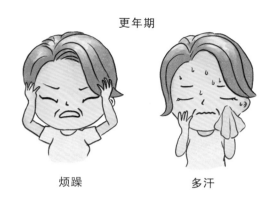

更年期

烦躁　　　　　　　　多汗

4.这些更年期症状是由什么原因导致的呢？

我们知道，雌激素是促进女性第二性征发育及性器官成熟的物质，主要由卵巢和胎盘分泌产生，青春期后逐渐增多。雌激素的受体分布在子宫、阴道、乳房、盆腔、皮肤、膀胱、尿道、骨骼及大脑等组织。因此，雌激素具有广泛而重要的生理作用，不仅有促进和维持女性生殖器官和第二性征的生理作用，还对心血管、代谢系统、骨骼的生长和成熟、皮肤等有明显的影响。

在卵泡成熟、排卵及形成黄体的过程中，可以分泌大量雌激素及孕激素，维持第二性征及完成生殖孕育的功能。随着卵巢的老化，那些没有长大的小卵泡逐渐闭锁退化，无法再成长为成熟的卵泡，最终机体停止排卵，雌激素水平明显降低，导致出现一系列的临床症状。

5.为什么绝经后女性更容易出现骨质疏松？

女性青春期发育及骨骺闭合均早于男性，并且体重和肌肉量大多比男性低，对骨骼的应力刺激偏弱。因此，女性的骨密度，尤其是骨量峰值比男性低，这是原因之一；而且，绝经后，随着卵巢功能衰退、雌激素水平下降，雌激素对骨骼的保护作用降低，骨吸收功能增强，致使骨量流失速度远远高于男性。由于这两个方面的原因,使得女性骨质疏松症的发病率远远高于男性,为男性患者的 2～8 倍。

6.更年期的症状会持续多久,是不是"忍一忍"就过去了?

多数患者在停经三年以后,症状就会逐渐减轻,但也有人持续更长的时间。很多人认为,更年期"忍一忍"就可以熬过去,但有些女性朋友深受更年期症状的困扰,甚至影响到正常生活、工作,不仅有害于自己的身心健康,也不利于家庭和谐。在出现骨质疏松性骨折等严重后果时再去治疗,可能为时已晚。因此,还是提倡广大女性朋友尽早到医院进行规范诊治。

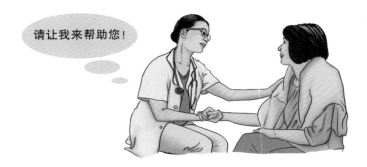

请让我来帮助您!

7.早绝经是由什么原因导致的?

早绝经一般是指各种原因,如遗传因素、医源性因素、免疫因素、环境因素等导致的女性在 40 岁之前出现卵巢功能衰退的临床综合征,以停经或月经稀发为主要特征。这一部分女性会比同龄人更早地经历更年期,由于体内雌激素水平降低,早发性卵巢功能不全的患者同样会出现上述血管舒缩症状、神经精神症状和泌尿生殖系统症状,也会出现绝经后的远期影响,如骨质疏松、动脉粥样硬化以及认知问题,对健康的影响是很大的。

目前的证据提示,对于早发性卵巢功能不全的患者,只要没有禁忌证,均应积极给予激素补充治疗,直至普通女性的自然绝经年龄。

8.如何缓解更年期症状? 有哪些有效的治疗措施呢?

对于女性更年期综合征,提倡采用综合管理的策略,包括保持健康的生活方式,如健康的饮食、规律的运动、适当的社交活动及心理调适等。目前,激素补充治疗对于缓解更年期相关症状、改善泌尿生殖系统问题以及骨质疏松症的防治是最有效的治疗手段。我国的绝经相关治疗指南推荐需要治疗的三种情况包括：

（1）绝经相关症状，如出汗、潮热、焦虑、失眠、情绪障碍等。

（2）生殖泌尿道萎缩相关问题，如阴道干涩、外阴阴道疼痛、瘙痒反复发作的萎缩性阴道炎、反复下尿路感染等。

（3）若存在骨质疏松症的危险因素及绝经后骨质疏松症，激素治疗可作为预防 60 岁以下及绝经 10 年以内女性骨质疏松性骨折的一线选择。

9.雌激素或孕激素治疗安全吗？

在某些疾病状态下，是不适合应用激素替代治疗的，如乳腺癌及其他激素依赖性的肿瘤等。在应用激素之前，首先要排除这些禁忌证。对于没有这些禁忌证的女性朋友，应用激素补充治疗总体上是安全的。用药前，我们会对患者进行详细的评估和检查，排除乳腺癌及血栓性疾病等禁忌证之后才会应用。有子宫的女性在补充雌激素时必须加用足量、足疗程的孕激素，以保护子宫内膜，已切除子宫的女性通常不需要加用孕激素治疗。同时，化学成分不同的激素也有不同的作用，选用接近天然成分的雌、孕激素，应用合理的剂量，其肿瘤发生风险是非常低的。在用药之后，医生也会每年对患者进行一次全面的检查和评估。

10.为了避免容颜衰老，未到更年期的女性可以服用雌激素吗？

爱美之心，人皆有之。保持年轻的体貌可能是每一个人的愿望。但对于 35～45 岁、月经规律的女性而言，体内雌激素水平还在正常范围内，是没有必要补充激素的。在这个阶段，保持健康的生活方式和良好的心态更加重要，如均衡的饮食、适度的锻炼、充足的睡眠、和谐的人际关系，这些对于保持良好的身体状态都能起到很好的作用。

11.蜂王浆、蜂胶等保健品能够代替雌激素的作用吗？

总体来说，蜂王浆等食品属于保健品、营养品，其含有丰富的化学成分，但这一类产品内含有的微量激素是不能达到药物治疗的效果的。

12.雌激素或孕激素治疗有年龄限制吗？

目前，对于激素替代治疗的起始时间，国际及国内的共识都提到了"窗口期"的概念。什么叫作"窗口期"呢？它是指女性 60 岁之前或绝经 10 年之内的时间。在窗口期进行治疗，获益最大，风险最小，因此对于有适应证、无禁忌证且有主观应用意愿的女性朋友，建议尽早开始绝经激素治疗。

13.雌激素或孕激素能用多长时间呢？

更年期女性激素治疗的方案制定是一个很专业的问题，激素药物种类繁多，必须在医生的指导下应用。如果药物种类或剂量选用不当，不仅起不到应有的效果，还可能适得其反，导致其他的一些不良反应。因此，女性朋友一定要到正规的医院，由专业的医生为自己制定相应的治疗方案。绝经激素治疗的时间需要根据患者不同的需求来决定，通常建议女性朋友每年体检进行评估，只要没有禁忌证，益处大于风险，就可以长期应用，没有时间限制。

14.应用雌激素或孕激素后需要定期到医院复查吗？

应用绝经激素治疗的女性应定期到专业医院进行随访，开始用药后 1 个月、3 个月、6 个月、12 个月各随访一次，医生可以通过随访了解治疗效果，解释可能发生的不良反应，进行个体化调整方案。如症状稳定，以后可以每 12 个月随访一次，随访内容包括体检、最新病史和家族史、相关的实验室和影像学检查，讨论生活方式和预防及减轻慢性病的策略。

15.除了雌激素或孕激素,还有哪些药物可以缓解更年期的症状呢？

中医治疗对更年期症状缓解可达到一定效果，尤其适合不愿意接受绝经雌激素治疗和有雌激素治疗禁忌证的妇女。中医讲究整体观念，辨证论治，针、医、药并重，协调阴阳气血，有中医治疗需求者，建议由中医医师辨证治疗。基层妇科医生或妇女保健人员也可选择中成药物治疗。目前，常用的中成药有坤泰胶囊、坤宝丸、更年安等。另外，一些天然植物药，如黑升麻的提取物也对缓解潮热、多汗等症状有一定的效果。

16.更年期女性在日常生活中还需要注意哪些问题？

健康的生活方式在任何时候都十分重要。因此，更年期女性在日常生活中应该注意以下几点：

（1）适当的体育活动：规律的运动可让身体代谢、肌肉力量及生活质量更好；锻炼最佳方式为每周至少 3 次，每次至少 30 分钟，强度达到中等。另外，每周增加 2 次额外的抗阻力训练会得到更多的益处。

（2）保持正常的体重非常重要，肥胖（BMI＞25 千克/平方米）对身体健康造成显著的影响，在绝经后妇女中，肥胖已成为一个日益严重的问题，体重若减轻 5%～10%，便可有效改善那些与肥胖相关的胰岛素抵抗引起的多种异常状况。

（3）健康饮食：营养要素均衡，控制总热量。每日进食不少于 500 克水果和蔬菜，提倡全谷物食品，每周 2 次鱼类食物，低脂饮食。限制摄入食盐（低于 6 克/日），每个地区的饮食习惯有所差异，也可根据饮食习惯适当调整。

（4）提倡戒烟、酒。

（5）积极调整心态，增加社会活动和脑力活动，主动学习更年期相关知识，定期体检。

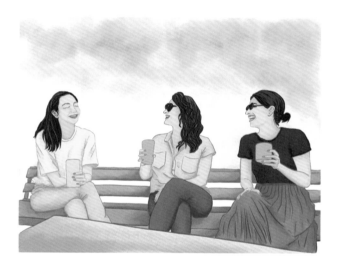

（陈诗鸿　李晓博　姜冬青）

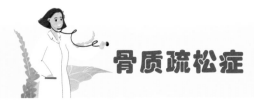

骨质疏松症

1.你了解自己的骨骼吗？

强健的骨骼是人们健康生活所必需的。骨组织的三分之一为有机质,主要成分为Ⅰ型胶原蛋白;三分之二由无机质组成,主要成分为钙和磷。Ⅰ型胶原蛋白平行排布,形成一束束紧密排列的纤维,中间有空隙,就像房子的"钢筋"。而钙和磷形成羟基磷灰石,就像房子中的"混凝土",附着在"钢筋"上,使骨骼成为人体最坚硬而又富有弹性的组织。

人体骨骼有重要作用:

(1)坚硬的骨组织支撑着人体,维持着挺拔的身形。

(2)骨与关节是运动系统的重要组成部分,保持了人体活动的灵活有力。

(3)骨又是人体最大的钙储存库,是体内钙磷代谢调节的重要器官。

人体的骨质构造充满了力学原理,堪称大自然的杰作。骨骼通过成骨细胞的新骨形成和破骨细胞的旧骨分解吸收,处于持续的新陈代谢状态。在人生的不同年龄阶段,骨骼代谢的状态也会发生变化。在儿童和青少年时期,新骨形成超过旧骨的分解吸收,骨量迅速增长。通常,在 20～30 岁时,骨量达到一生中最高值,成为峰值骨量,这个时期的骨骼是最强壮的。30～40 岁时,骨形成和骨分解达到平衡,骨量维持在这一最高水平。女性自 40 岁开始,即绝经的前 10 年,由于雌激素减少,存在骨量快速丢失期。男性自 50 岁开始,骨量逐渐减少。因此,随着年龄增加,骨强度逐渐下降。

骨质疏松症是绝经后女性和老年人的常见疾病。最新的全国骨质疏松症流行病学调查研究显示,65 岁以上人群骨质疏松症患病率高达 32.0％,其中男性为 10.7％,女性为 51.6％。骨折是骨质疏松症的严重后果,约三分之一的女性和五分之一的男性会在一生中发生至少一次骨质疏松性骨折。骨折患者会感到十分痛苦,而且生存质量会大大下降,给家庭和社会带来巨大的负担。然而,骨质疏松症这一常见且危害较大的疾病并没有得到大家充分的认识,甚至曾被认为是一种"寂静的疾病",这是由于绝大多数患者在疾病早期时被漏诊,直到出现了明显的骨骼疼痛,甚至发生了骨质疏松性骨折时才被确诊。因此,早预防、早发现,进而早期干预,避免骨折发生是非常重要的。

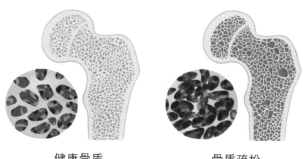

健康骨质　　　　　　　　　　骨质疏松

2.为什么会得骨质疏松症?

骨质疏松症分为原发性和继发性两大类,原发性骨质疏松症包括绝经后骨质疏松症、老年性骨质疏松症及特发性骨质疏松症。绝经后骨质疏松症一般发生在女性绝经后 5～10 年,由于绝经后卵巢功能衰退、雌激素水平下降,雌激素对骨骼的保护作用降低,骨吸收功能增强导致骨强度下降;老年性骨质疏松症一般指 70 岁以后发生的骨质疏松,是由于增龄造成骨的形成和骨的吸收失去平衡,导致进行性的骨丢失;而特发性骨质疏松症主要发生在青少年,病因不十分明确。继发性骨质疏松症是由任何影响骨代谢的疾病、药物或器官移植所引起的骨质疏松。

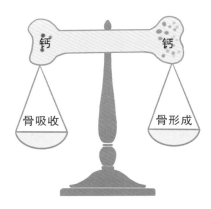

3.哪些人群容易患骨质疏松症?

(1)骨质疏松症"偏爱"瘦小老太太,即高龄、女性、体重过轻(BMI<19 千克/平方米)者。

(2)45 岁之前绝经的女性,或 50 岁之前切除卵巢又没有进行雌激素替代治疗的女性。

(3)有骨质疏松家族史:父母曾被诊断为骨质疏松症或曾在轻微跌倒后骨折,或者父母中一人有驼背畸形。

(4)长期大量饮酒,或者长期吸烟的人很受骨质疏松症的"青睐"。

(5)不运动、不晒太阳、不喝奶、不补钙的人群也是骨质疏松的高危人群。

(6)患有风湿、类风湿、甲状腺及甲状旁腺疾病、1 型糖尿病或克隆氏病的人。

(7)长期服用糖皮质激素,过量服用甲状腺素、抗惊厥药物、抗凝药物,乳腺癌内分泌治疗以及男性前列腺癌去势术后等患者也是易患人群。

(8)中青年男性若有因雄激素过低出现阳痿或者缺乏性欲的症状,也是骨质疏松高危人群。建议有以上风险因素的人群早些接受骨密度检测,了解自身的骨骼健康。

4."老缩"是正常现象吗?

有人认为,随着年龄增加,身高逐渐变矮是正常现象,也就是通常所说的"老缩",这个观点不完全正确。如果老年时的身高较年轻时缩短了 3 厘米以上,就要警惕是否发生了骨质疏松症,甚至是否已经出现了胸椎或腰椎的压缩性骨折。很多人认为,如果发生了骨折,自己是会知道的,但骨质疏松症引起的脊柱压缩性骨折却往往被患者所忽略。因为它可以发生在没有摔倒或外伤的情况下,有时只是打个喷嚏、剧烈咳嗽,或者车子颠簸,甚至弯腰端个花盆,就会发生。症状轻时只有轻微的腰背酸痛,但也可疼痛剧烈,无法翻身。很多患者在拍摄胸腰椎正侧位片后才知道自己有脊柱压缩性骨折史。因此,如果老年时的身高较年轻时缩短了 3 厘米以上,需要到医院进行检查及治疗。

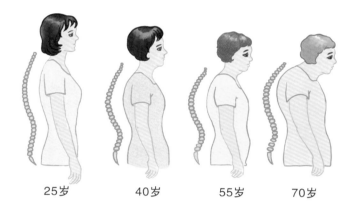

25岁   40岁   55岁   70岁

5.年轻人会不会患上骨质疏松症？

骨质疏松症并不只是老年病，它可以发生于任何年龄。对于起病年龄早，病情进展快，有特殊骨骼 X 线表现的患者，需要考虑继发性骨质疏松症的可能，需要去医院做进一步的检查以明确病因。对于年轻人来说，不健康的生活方式，包括长期吸烟、大量饮酒、常年喝浓咖啡或浓茶等，都会加速骨的丢失，增加骨质疏松症的发病风险。此外，如果在妊娠晚期或产后早期出现急性腰背痛或髋部疼痛，伴有活动受限，则需要警惕妊娠哺乳相关骨质疏松症，建议有以上情况者到医院行进一步的检查。

6.缺乏阳光照射容易得骨质疏松症吗？

充足的维生素 D 对于维持骨骼健康是十分重要的。维生素 D 缺乏可增加骨质疏松症的患病风险，还会增加老年人跌倒的风险。在我国，维生素 D 缺乏或不足普遍存在，带来的危害十分严重。而富含维生素 D 的食物很少，阳光照射是人体皮肤合成维生素 D 的主要途径。因此，在夏季阳光充足的时候，每日上午 10 点到下午 2 点，只需露脸、双手和双臂，阳光照射 10～15 分钟即可获得足够的维生素 D；而在冬季，阳光照

请让我来温暖你！

射不足,则建议补充富含维生素 D 的食物或药物。

7.完全素食会引起骨质疏松症吗?

不管是儿童、成人还是老年人,如果想维持骨骼的健康,就需要从饮食中获取丰富的优质蛋白、矿物质、维生素 D、维生素 K 等营养物质。优质的动物蛋白主要来源于瘦肉、家禽、鱼、蛋及奶制品。因此,完全素食会导致蛋白质、钙和维生素 D 的缺乏或不足,而脂类缺乏还会影响维生素 D 和维生素 K 的吸收,对骨骼健康是不利的。

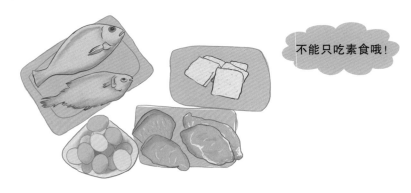

不能只吃素食哦!

8.骨质疏松症的症状有哪些?

骨质疏松症患者可出现腰背疼痛或全身骨痛;严重的患者,因为胸椎、腰椎的压缩性骨折,容易出现身高变矮或驼背等脊柱畸形。并且,骨质疏松症患者容易发生脆性骨折,也就是在日常生活中,受到轻微外力即有可能发生骨折。

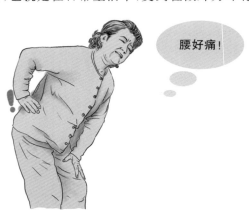

腰好痛!

9.骨质疏松性骨折最常见于哪些部位?

骨质疏松性骨折最常见的部位是胸腰椎、髋部、前臂远端和肱骨近端。胸腰椎的压缩性骨折会导致明显的疼痛、弯腰驼背、生活自理能力下降,甚至导致胸廓变形、胸腔和腹腔脏器受压。而髋部骨折包括股骨颈、股骨头、转子间骨折,是致死率最高的骨质疏松性骨折,严重影响老年人的活动能力和生活质量。而且,由于骨骼脆性增加,若不及时接受有效的治疗,骨折会反复发生。

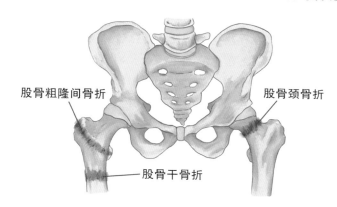

10.2 型糖尿病患者是不是更容易得骨质疏松症,更容易骨折?

与正常人相比,2 型糖尿病患者更容易发生骨质疏松性骨折。糖尿病与骨代谢紊乱的关系非常复杂。大量研究表明,尽管 2 型糖尿病患者的骨折风险明显高于非糖尿病患者,但以双能 X 线骨密度仪(DXA)测得的骨密度并非一定降低。

根据国内外相关报道,2 型糖尿病患者骨密度有可能增高、降低或没有改变。因此,骨密度的变化并不能全面反映 2 型糖尿病患者的骨代谢状况。由于骨质量下降,2 型糖尿病患者可以在相对较高的骨密度下出现骨折。因此,对于2 型糖尿病患者,一定要采取综合措施。首先,控制血糖是关键;其次,要尽量选用不影响骨代谢的降糖药物,如二甲双胍、GLP-1 受体激动剂;最后,要保持健康的生活方式,最大限度降低 2 型糖尿病患者的骨折风险。

11.皮质醇增多症患者为什么容易骨折?

皮质醇增多症又称"库欣综合征",是由于多种病因引起肾上腺皮质长期分泌过量皮质醇所产生的一组症候群。由于皮质醇过量分泌,可直接抑制成骨细胞增殖,增强破骨细胞的骨吸收;同时,抑制小肠对钙、磷的吸收,增加尿钙排泄,从而导致血钙浓度降低,刺激甲状旁腺激素分泌增加,骨吸收增加,发生骨质疏松症。皮质醇增多症所致的骨质疏松发生后,骨脆性增加,对外力承受性差,轻微外力即可导致骨折,尤其易造成脊椎压缩性骨折。

12.甲亢会导致骨质疏松症吗?

甲状腺功能亢进症由于甲状腺素产生过多,骨骼分解加快,容易导致骨质疏松症。另外,可能导致骨质疏松症的内分泌性疾病还包括甲状旁腺疾病如原发性甲状旁腺功能亢进、性腺疾病如性腺功能减退、肾上腺疾病如皮质醇增多症、垂体疾病如生长激素缺乏症和泌乳素瘤等。对于内分泌性疾病所致的骨质疏松症,主要以治疗原发性疾病为主。因此,在诊断原发性骨质疏松症时,必须排除上述常见内分泌疾病所致的继发性骨质疏松症。

13.孕妇和哺乳期妇女会出现骨质疏松吗?

孕产妇也会出现骨质疏松。在怀孕和哺乳期间,需要更多的钙来满足母亲及胎儿对钙的需求,如果母亲钙摄入不足,不能满足自身和胎儿的需求,机体就会进行自身调节,刺激自身骨骼吸收以释放骨钙入血,这种情况下,骨骼代谢处于负平衡状态,可能会导致妊娠哺乳相关骨质疏松症。该病常导致腰背部或髋部的疼痛和骨折,以椎体骨折常见。因此,孕妇和哺乳期妇女需注意钙和维生素 D 的补充,如果出现腰背痛、身高变矮等情况,需及时就诊,排除妊娠哺乳相关骨质疏松症的可能。

14.虽然骨密度低,但是从来没有骨折过,是不是就没问题?

这种观点是不对的。骨质疏松症是一种全身性疾病,其特点是骨量减少和骨组织的微细结构破坏,导致骨脆性增加,容易发生骨折。目前,DXA 测定骨密度被认为是诊断骨质疏松症的"金标准"。因此,即使没有发生脆性骨折,仍然可以通过 DXA 骨密度检查来进行诊断。低骨密度是已经明确的脆性骨折重要危险因素。因此,不要等到发生了骨折才开始进行抗骨质疏松治疗。根据中华医学会骨质疏松和骨矿盐疾病分会 2017 年原发性骨质疏松症诊治指南的建议,抗骨质疏松症药物治疗的适应证为:①经骨密度检查确诊为骨质疏松症的患者;②已经发生过椎体和髋部等部位脆性骨折者;③骨量减少但具有高骨折风险的患者。如果符合上述情况,则需开始抗骨质疏松治疗。

15.怀疑自己患有骨质疏松症,去医院要做哪些检查?

如果您怀疑自己得了骨质疏松症,需要来医院就诊进一步检查,包括血液检查、X线检查和骨密度检查。检查内容和目的主要为:

(1)各种血液学检查可以帮助了解钙、维生素 D、骨形成指标和骨吸收指标,排除其他疾病。

(2)X线可以反映骨骼的形态结构,判断有无骨折。

(3)DXA 测定骨密度则是目前公认的诊断骨质疏松症的"金标准",它不仅可以用来诊断骨质疏松症,而且可以反映治疗的效果。此外,它的射线量很少,可以放心检查。

16.骨头得病,为什么还要抽血?

血液检查指标一方面可以排除其他原因导致的继发性骨质疏松,另一方面可以反映机体骨骼代谢,评估抗骨质疏松药物的疗效,是骨质疏松症必不可少的检查。我们最主要看血钙、血磷、25-羟维生素 D,还要看骨形成指标和骨吸收指标,这些对骨骼健康都是非常重要的。

17.什么是骨代谢生化指标?

骨代谢生化指标包括钙磷代谢调节指标、骨形成标志物、骨吸收标志物、激素与细胞因子。其中,骨形成标志物反映成骨细胞活性及骨形成状态;骨吸收标志物代表破骨细胞活性及骨吸收水平。

18.骨质疏松症有哪些治疗药物?

骨质疏松症的治疗包括基础治疗和抗骨质疏松药物治疗。基础治疗主要用于骨质疏松症的预防,包括调整生活方式和补充钙剂、维生素 D 等。钙剂和维生素或活性维生素 D 的应用是骨质疏松的基本治疗。

医生也建议同时使用强有效的抗骨质疏松药物。目前,有效的抗骨质疏松药物主要包括抑制骨吸收的药物或促进骨形成的药物,以增加骨骼密度、降低骨折风险。目前,可用于原发性骨质疏松症治疗的药物有阿仑膦酸钠、唑来膦酸、地舒单抗、特立帕肽、雷洛昔芬等。需要强调的是,启动药物治疗前一定要去正规的医院评估适应证及禁忌证、有无可以纠正的疾病或诱因,根据病情,科学合理地选用药物。在启动药物治疗后，医生还建议要坚持治疗、定期评估药物疗效。

19.打"骨密度针"可以改善骨质疏松吗？

对于已经确诊为骨质疏松症的患者，仅靠基础措施是远远不够的，还需要强有力的抗骨质疏松药物治疗。目前，常用的抗骨质疏松药物主要分为两类，包括抑制骨吸收的药物和促进骨形成的药物。这些药物有口服制剂，也有针剂，如唑来膦酸只需打一次，效果可以维持一年，不仅效果好，而且非常方便。因此，在医生指导下规范治疗骨质疏松，能够增加骨密度，降低骨折风险，从而提高生活质量。

20.老年人骨质疏松应该注意些什么？

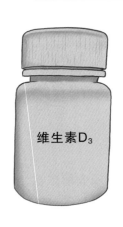

（1）需要健康的生活方式：均衡膳食、充足日晒、规律运动、戒烟、限酒，避免过量咖啡和碳酸饮料，尽量避免或少用影响骨骼代谢的药物。

（2）需要保证充足的钙和维生素 D。对于老年骨质疏松患者，推荐每日钙的摄入量为 1000～1200 毫克，每日维生素 D 摄入量为 800～1200 单位。

（3）不管是在公共场所还是在家里，一定要避免跌倒，因为一旦跌倒，骨折的风险就会大大增加。建议老年人在医生的指导下应用抗骨质疏松症药物，这一点非常重要。

21.骨质疏松症患者应该怎样补钙？

首先，可以通过食物增加钙的摄入，这是最好的补钙方法，常见的富含钙的食物包括奶和奶制品、豆类和豆制品、鱼虾等海产品、肉类、蛋类，还有多种蔬菜、水果和干果等。其中，牛奶含钙量高，是最好的天然钙源，每 100 毫升牛奶约含 100 毫克钙元素，推荐每天至少摄入 1 袋（约 250 毫升）牛奶。此外，骨质疏松症患者还需补充钙剂，首选碳酸钙。总体来说，我们推荐骨质疏松症患者每天摄入 1000～1200 毫克钙。

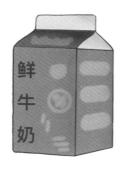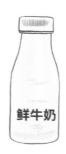

22.骨质疏松症患者应该如何健身?

（1）力量锻炼:包括举轻哑铃、器械锻炼、弹力绳锻炼等。

（2）中低强度的有氧运动,包括散步、快步走、节奏缓慢的舞蹈和游泳等。

（3）简单的柔韧性锻炼。

上述运动,每周进行 3～4 次,每次 30～50 分钟即可。需要注意的是,由于个人的骨质疏松程度和发生骨折的危险程度不同,因此运动前要向医生咨询,看哪些锻炼方法适合自己。

23.哪些运动方式不利于骨骼健康?

（1）冲击性强的运动,如高强度的跳跃、跑步,这类运动会增加对脊柱和下肢的压力,使脆弱的骨骼发生骨折。

（2）需要弯腰、扭腰的运动,如仰卧起坐、瑜伽、高尔夫球、保龄球等,也尽量不要练习,以免造成运动损伤甚至骨折。

24.骨质疏松防治有哪些常见误区?

生活中常常有人给你支招,但有时,好心的建议也可能是"坑"。常见的骨质疏松症的认识误区有:

（1）骨质疏松意味着人体自然衰老,不需要治疗。

（2）骨质疏松意味着缺钙,单纯补钙就能治疗。

（3）补充维生素 D 就能治骨质疏松症。

（4）多喝骨头汤能治骨质疏松症。

（5）只要血钙正常,骨头就没事。

（陈诗鸿　潘喆　宋玉文　刘佳）

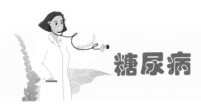

糖尿病

1.什么是血糖？血糖正常值是多少？

顾名思义,血糖是指血液中葡萄糖的浓度。人体摄入的糖类经消化后以单糖(主要是葡萄糖)的形式吸收,少量果糖和半乳糖被吸收后,在肝脏也几乎全部转化为葡萄糖。同时,体内其他营养物质也大多在转化成葡萄糖后才能被利用,因此,血糖是血液运送的主要营养物质之一。正常人的空腹血糖应<6.1毫摩尔/升,餐后2小时血糖应小于7.8毫摩尔/升。

血糖值=血液中葡萄糖的浓度

2.血糖高到多少就可以诊断糖尿病了？

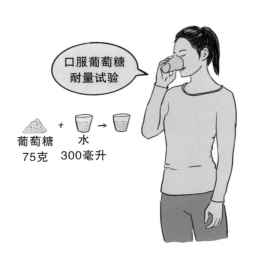

口服葡萄糖
耐量试验

葡萄糖　　水
75克　　300毫升

如果有典型糖尿病的症状(包括多饮、多尿、多食和体重下降),同时,检测的空腹血糖≥7.0毫摩尔/升,或口服葡萄糖耐量试验(OGTT试验)中2小时血糖≥11.1毫摩尔/升,或一天中任意时间的血糖≥11.1毫摩尔/升,就可以诊断糖尿病。如果糖尿病的症状不典型,则需再选择一天,重新进行血糖检测以证实。

3.哪些人容易患糖尿病？

糖尿病的发生与多种因素有关，包括遗传、种族、地域、年龄、生活方式、营养水平、肥胖等。调查研究显示，5％～25％的糖尿病患者有家族史。我国经济发达地区的糖尿病患病率高于中等发达地区和不发达地区，城市高于农村。年龄也是影响糖尿病发生的重要因素，在我国进行的多中心糖尿病普查的结果显示，60 岁以上老年人中，糖尿病的患病率超过 30％。另外，长期不健康的饮食、久坐的生活习惯也会促使糖尿病发生，体重超重和肥胖者患糖尿病的比例显著高于正常体重的人群。

4.糖尿病会遗传吗？

糖尿病有一定的遗传倾向，糖尿病患者的子女比非糖尿病患者的子女更容易得糖尿病。如果父母都是糖尿病患者，那子女患糖尿病的概率更大。1 型和 2 型糖尿病均有遗传倾向，2 型糖尿病的遗传倾向更明显。但这并不说明父母是糖尿病患者子女就一定患糖尿病，因为糖尿病的发病与环境因素的关系也较为密切，在遗传与环境因素的双重作用下，才最终导致糖尿病的发生。由于糖尿病与遗传密切关联，而遗传方式又较为复杂，发病年龄不尽相同，因此在有糖尿病患者的家庭中，应注意成员和后代的营养状况、生活方式，减少糖尿病的诱发因素，同时注意定期监测血糖，在医生指导下采取积极的防治措施。

5.经常熬夜、作息不规律会得糖尿病吗？

是的，越来越多的研究提示，经常熬夜、作息不规律也会增加罹患糖尿病的风险。可能的原因包括：

（1）生物钟紊乱导致褪黑素、肾上腺皮质激素等内分泌激素水平和节律失调，长期的节律紊乱将干扰胰岛素的分泌功能、增加胰岛素抵抗，从而影响人体的血糖调节。

（2）熬夜叠加饮食不节制和运动不足等不良生活方式，导致肥胖等糖尿病高危因素的发生。

（3）熬夜、作息不规律也会导致睡眠障碍及焦虑抑郁等不良情绪增多，进一步增加糖尿病发病风险。

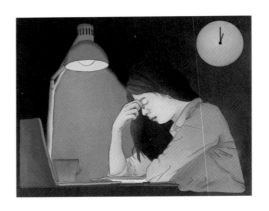

6.吃甜食过多会得糖尿病吗?

吃甜食并不会直接导致糖尿病,只要人体的胰岛分泌功能和胰岛素作用正常,吃进去的糖类就会被及时代谢和转化,并不会导致血糖水平升高。但如果长期过量进食甜食,会导致热量摄入超标,引发超重甚至肥胖,就有可能导致胰岛素抵抗,从而增加患糖尿病的风险。

摄入过多甜食可使许多糖尿病前期及病情轻微没有明显症状的隐性糖尿病患者血糖进一步升高,甚至在食用过多甜食后出现严重的高血糖、酮症酸中毒等糖尿病的急性并发症。

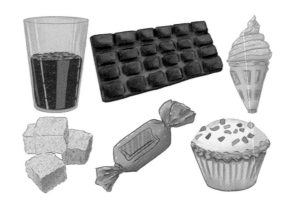

7.得了糖尿病,身体会有哪些表现?

一般情况下,糖尿病的典型症状包括多饮、多尿、多食和体重减轻,即"三多一少"。多尿是指一昼夜尿量大于 2500 毫升,由于多尿失水及血液中葡萄糖浓度升高而致口渴,饮水量增多。患者食欲增强或正常,但由于机体不能有效地利用葡萄糖获取能量,大量糖分从尿中流失而使体重迅速减轻。但糖尿病的典型症状多见于 1 型糖尿病及某些 2 型糖尿病患者,大多数 2 型糖尿病患者在早期尤其是血糖仅轻度升高时可以不出现上述症状。除此之外,糖尿病患者还会出现乏力、皮肤瘙痒、视物模糊、肢体麻木等临床表现。

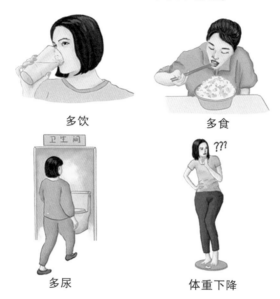

多饮　　　　　　　　多食

多尿　　　　　　　　体重下降

8.皮肤瘙痒是血糖高引起的吗?

皮肤瘙痒确实是困扰糖尿病患者的一大问题。从总体上看,糖尿病患者皮肤瘙痒症的发病率是正常人群的 2～3 倍。糖尿病患者出现皮肤瘙痒的原因还不是特别明确,可能受到以下因素影响:

(1)皮肤干燥:皮肤干燥是皮肤瘙痒症最常见的病因。高血糖可导致患者神经病变,导致汗腺分泌异常,从而产生皮肤干燥,增加瘙痒发生。

(2)血管病变:中、晚期糖尿病患者,周围小动脉粥样硬化或狭窄,引起循环障碍,皮肤组织血流量减少,导致皮肤组织变性和坏死,继发感染,引起瘙痒。

(3)神经病变:糖尿病导致的微血管病变会进一步导致神经病变,包括自主神经、感觉神经和运动神经。其中,周围神经病变引起皮肤结构或功能障碍,汗液分泌减少,皮肤容易瘙痒并发生破裂,微生物入侵。

(4)皮肤感染:因为微血管病变、周围神经病变,导致皮肤受到感染的机会增加,微小且肉眼不可见的感染灶增多。而且,在糖尿病状态下,皮肤表面的正常菌群平衡可能被打破,这些都可能导致皮肤瘙痒。

(5)药物过敏:糖尿病患者口服降血糖药物或者是注射胰岛素类药物等产生药物过敏,有可能导致皮肤瘙痒。

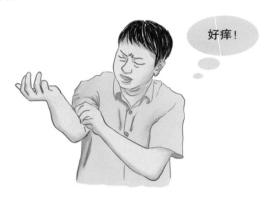

9.糖尿病患者的伤口不容易愈合吗?

答案是肯定的。糖尿病患者伤口不易愈合的原因如下:

(1)糖尿病患者机体防御功能减弱:高糖环境下白细胞趋化、吞噬作用减弱,杀伤力下降。同时,高糖环境也是细菌良好的培养基,当人体抵抗力下降,并且出现伤口时,细菌就会乘虚而入,引起伤口感染,使得伤口愈合延迟。

(2)糖尿病患者组织修复功能受损:创面组织的愈合,从肉芽组织的生长到胶原纤维的形成,均需要蛋白质及其他组织因子参与,而糖尿病患者存在糖利用障碍,不能有效使葡萄糖转化成蛋白质及其他物质,导致组织的再生修复功能受损,从而造成伤口延迟愈合。

(3)糖尿病患者神经血管病变导致的微循环障碍、组织供血供氧不足也是伤口难以愈合的重要原因。

10.糖尿病患者能结婚生子吗?

糖尿病患者在血糖控制良好的情况下,可以维持正常的生长发育,保持正常的学习和工作能力,享受与正常人同等的寿命。同样,也可与正常人一样结婚、生子。但是必须遵循以下几个原则:

(1)选择最佳生育年龄:每一次怀孕和分娩对于糖尿病女性患者都是一次身体和精神的考验。随着病程的延长,糖尿病各类并发症的发生风险增高,且高龄本身也会增加孕产期相关并发症的风险,因此建议糖尿病女性患者尽可能在最佳生育年龄妊娠。

（2）需在身体状况良好、血糖控制稳定的情况下怀孕,建议有怀孕计划的糖尿病女性患者提前到内分泌科及产科就诊,完成必要的身体检查并排除相关的妊娠禁忌,在医生的指导下进行孕前准备,如降糖药物方面,需要停用口服药物改用胰岛素治疗。

（3）在整个妊娠期间都需要维持健康的生活方式,使血糖控制在良好水平,严密监测病情变化,以平稳度过孕期,顺利产下健康的宝宝。

11.尿里有糖就一定是糖尿病吗?

正常情况下,血液中被肾小球滤过的葡萄糖几乎全部在肾小管被重吸收入血。因此,最终尿液的含糖量很少,用一般的方法检查不出来,故尿糖为阴性。但当血糖浓度超过一定水平时(如糖尿病患者),经肾小球滤出的葡萄糖超过了肾小管重吸收的能力,尿中即可出现尿糖,即尿糖阳性。

但在某些情况下,虽然血糖正常,也可以出现尿糖阳性的情况,如多种原因导致的肾小管出现病变,其重吸收能力减弱,一部分葡萄糖随尿液排出。另外,部分女性在妊娠中晚期可因暂时性肾糖阈降低而出现糖尿,分娩后可恢复正常,属于正常的生理现象。

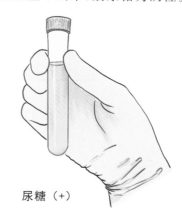

尿糖（＋）

12.1 型糖尿病和 2 型糖尿病的区别是什么?

1 型糖尿病和 2 型糖尿病的主要区别如下表所示:

1 型糖尿病与 2 型糖尿病的主要区别

主要区别	1 型糖尿病	2 型糖尿病
所占比例	5％～10％	90％～95％
病因	自身免疫	遗传加环境
发病年龄	青少年多见	成人多见
肥胖	少见	多见
家族史	少见	多见

续表

主要区别	1 型糖尿病	2 型糖尿病
临床症状	"三多一少"明显	典型症状可不明显
胰岛素水平	低	早期可升高,后期下降
胰岛素作用	不变	减弱
酮症酸中毒	易发生	少见

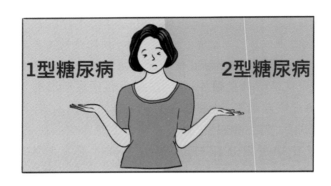

13.糖尿病有什么危害？

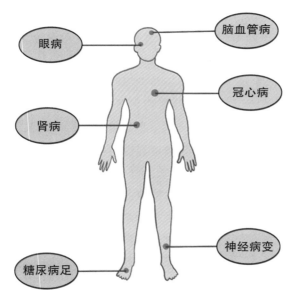

糖尿病的危害主要在于糖尿病可导致全身多个系统的多种并发症,进而威胁人体健康,影响患者的生活质量和寿命。糖尿病并发症可分为急性并发症和慢性并发症。

急性并发症主要包括糖尿病酮症酸中毒、乳酸酸中毒、高渗性高血糖综合征。慢性并发症较急性并发症更为常见,主要是由于长期血糖控制不佳所致,也与遗传和环境等多种因素有关。慢性并发症包括糖尿病视网膜病变、糖尿病肾病及

糖尿病神经病变。另外,冠心病、脑血管病、周围血管病变也属于高血糖相关的

慢性疾病。糖尿病防治的主要目的也是为了防止和延缓这些并发症的发生发展。

14.糖尿病酮症酸中毒是怎么回事?

葡萄糖是肌肉和其他组织的主要能量来源,而人体中的葡萄糖代谢是依赖于胰岛素的作用的,当体内的胰岛素绝对缺乏(如 1 型糖尿病患者中断胰岛素治疗或剂量不足)或胰岛素相对缺乏(如 2 型糖尿病患者在遇到感染、手术、外伤等应激状态)时,机体无法有效地利用葡萄糖,转而分解脂肪来获取能量,在脂肪分解过程中产生了多种酸性物质,称为酮体。当身体中酮体的产生量超过其利用量时,血液中酮体水平升高,称为酮血症,当酮体积聚达到一定程度而发生代谢性酸中毒时,称为糖尿病酮症酸中毒。患者会出现原有糖尿病症状的加重,同时还可表现为呼吸急促、胸闷、腹痛、乏力、恶心呕吐等,病情严重时甚至可发生昏迷,威胁生命安全。

15.糖尿病酮症酸中毒有哪些诱因?

凡是能加重体内胰岛素不足或使升糖激素显著升高的各种因素,均可诱发酮症酸中毒。一般来说,1 型糖尿病的酮症多与胰岛素减量不当或停用有关;而 2 型糖尿病的酮症则常常与感染等各种应激状态有关。临床常见的诱因包括:

(1)感染:如呼吸道感染、尿路感染、急性肠胃炎等。

(2)胰岛素减量不当或停用。

(3)饮食不当:如暴饮暴食、过度饥饿、大量摄入甜食或饮料、酗酒等。

(4)急性疾病:如急性心梗、脑卒中、手术、创伤、妊娠与分娩等。

16.如何预防糖尿病酮症酸中毒?

良好控制血糖,消除和避免各种诱因,是预防酮症酸中毒发生的关键。患者平时要注意以下几点:

(1)规范饮食:定时定量进餐,切忌暴饮暴食。

(2)规律用药:不要擅自减药、停药(尤其是注射胰岛素的患者)。

(3)预防感染:感染是酮症酸中毒的主要诱因。因此,平时要防止受凉感冒,注意饮食卫生。一旦患病(如发烧、感冒、腹泻等),要积极治疗。

(4)及时监测血糖:尤其在身体不适,发生其他疾病时,应增加测血糖频率,如出现血糖明显升高,应及时到医院就诊。

17.如何早期发现糖尿病肾病?

糖尿病肾病是糖尿病患者最严重的慢性并发症之一,也是目前导致慢性肾衰竭的最常见原因。但是,如果能早发现、早治疗,通过严格控制血糖和综合干预措施,可以有效延缓其发生。

(1)定期体检。微量白蛋白尿是早期肾损伤的标志,也是治疗干预的较好时期,但在微量白蛋白尿阶段,患者可以没有任何症状,因此需要定期到医院检查才能发现。随着尿蛋白量增多,患者可能会出现尿中泡沫增多、眼睑及双下肢水肿、夜尿增多等症状。

(2)视网膜病变患者应同时筛查肾脏,因为糖尿病视网膜病变和糖尿病肾病都属于糖尿病的微血管并发症,常常伴随发生,对于糖尿病视网膜病变患者,应注意筛查肾脏病变。

(3)有家族史的患者应早期筛查。在糖尿病肾病的发生过程中,遗传因素也有不容忽视的作用。因此,如果近亲中有糖尿病肾病患者,也应定期进行相关筛查,以便可以早期发现、早期治疗。

18.糖尿病视网膜病变都有哪些临床表现,如何早期发现?

糖尿病性视网膜病变早期无明显症状,部分患者仅有轻微视物模糊,但容易被患者混淆为白内障、老花眼等。随着病情的发展,患者可以出现视力下降、眼前暗影等,到了视网膜病变的后期,可因眼底出血导致玻璃体积血而使视力骤然下降,甚至因视网膜脱离导致失明。目前,糖尿病视网膜病变已经成为致盲的主要原因。早期没有明显的临床症状并不代表没有眼底病变,要通过全面的眼底检查才能发现。因此,建议 1 型糖尿病患者确诊 5 年后,每年进行眼底检查,2 型糖尿病患者从诊断伊始就要每年查眼底。另外,对于伴发糖尿病肾病、糖尿病神经病变的患者,也应及时找专业的眼科医生做全面细致的眼科检查,以早期发现糖尿病视网膜病变,早诊断,早治疗,避免出现严重病变而后悔莫及。

19.糖尿病周围神经病变有哪些临床表现?

常见的糖尿病神经病变类型为远端对称性多发性神经病变和自主神经病变。

远端对称性多发性神经病变一般表现为对称性、多发性感觉神经病变,最开始影响下肢远端,随着疾病进展,逐渐向上发展,形成典型的"袜套样"和"手套样"感觉。最常见的早期症状为疼痛(如灼痛、电击样痛、锐痛、酸痛等)、感觉异常(如麻木)及位置觉异常。自主神经病变可表现为休息状态下心动过速、直立性低血压、血压昼夜变化消失、运动不耐受、晕厥等心血管系统表现,以及进食后早期饱腹感、腹胀、恶心、呕吐、腹泻、便秘等消化系统症状,尿潴留及男性勃起功能障碍等泌尿生殖系统症状。

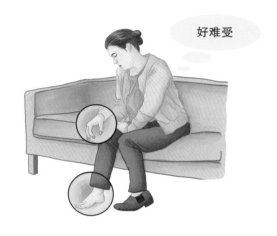

20.为什么糖尿病患者容易并发心脑血管疾病?

糖尿病患者常常伴发心脑血管疾病等大血管并发症,众多研究显示,大血管并发症是 2 型糖尿病患者致残和致死的首要原因,严重影响患者生存质量。糖尿病患者的心脑血管疾病风险较非糖尿病人群高出 2～4 倍。一方面,糖尿病患者常常合并高血压、高血脂、肥胖等多种代谢异常,这些危险因素相互作用、相互影响,使得糖尿病患者的心脑血管风险明显增加;另一方面,糖尿病本身也会加重糖、脂肪、蛋白质的代谢紊乱,长期高血糖可损害血管内皮,加速动脉粥样硬化的发生发展,这种损害可能在糖尿病前期就已经开始了。同时,糖尿病患者常有血液黏稠度增加、血小板凝集功能亢进、黏附功能增加,更易于发生血管内血栓,从而成为糖尿病心血管系统病变的促发因素。因此,对于存在多种风险因素的糖尿病患者,不仅仅要把血糖控制好,同时也要对高血压、高血脂、肥胖等危险因素进行综合防治,才能将发生心脑血管疾病的风险降至最低。

21.糖尿病可以治愈吗?

1 型糖尿病主要的发病机制是免疫因素导致体内生产胰岛素的胰岛 B 细

胞被破坏,2型糖尿病的发病机制包括 B 细胞分泌功能的下降以及胰岛素在外周组织作用的减弱。另外,糖尿病的发生还受遗传、环境等多种因素的影响。目前,尚无能够完全逆转这些病理机制的治疗措施,因此糖尿病是无法治愈的,一般来说是需要终身治疗的。但是,通过合理的饮食、运动以及药物治疗,糖尿病患者可以达到良好控制血糖,从而延缓并发症发生发展的目标。部分病程较短的 2 型糖尿病患者通过早期积极的生活方式干预及药物治疗,病情可以逆转,在一段时间内血糖可恢复正常,保持相对的健康状态。

22.糖尿病的治疗目标是什么?

(1)使患者的糖、脂肪、蛋白质、水、电解质及酸碱代谢保持平衡,避免糖尿病急性并发症。

(2)延缓糖尿病患者慢性并发症的发生或进展。

(3)使糖尿病儿童及青少年维持正常的生长发育和学习能力,使糖尿病患者保持充沛的精神和体力,有从事正常工作和日常生活的能力,享受和非糖尿病人群一样的高质量生活及基本相同的寿命。

23.糖尿病患者血糖控制在多少才算达标?

血糖的控制在糖尿病管理中具有重要的意义。推荐一般成人 2 型糖尿病患者的空腹血糖控制目标为 4.4～7.0 毫摩尔/升,非空腹血糖目标为＜10.0 毫摩尔/升。糖化血红蛋白(HbA1c)可有效反映过去 8～12 周的平均血糖水平,是反映血糖控制状况的最主要指标,推荐大多数非妊娠成年 2 型糖尿病患者 HbA1c 的控制目标为＜7％。

当然,血糖和糖化血红蛋白的控制目标也应遵循个体化原则,即根据患者的年龄、病程、健康状况、药物不良反应风险等因素实施分层管理。老年患者,低血糖高风险患者,预期寿命较短、有严重并发症或合并症的患者,控制目标可适当放宽。年龄较轻、病程较短、预期寿命较长、无并发症、未合并心血管疾病的患者,在无低血糖或其他不良反应的情况下,可采取更严格的控制目标。

24.糖尿病患者血压控制在什么范围合适?

糖尿病患者患高血压的概率明显高于非糖尿病患者,我国 2 型糖尿病患者中,约 60％伴有高血压。高血压能增加糖尿病患者大血管病变及微血管病变的发生,是造成心脑血管意外及死亡的危险因素。因此,糖尿病患者一定要注意血压监测。

糖尿病患者的血压控制目标应个体化,一般糖尿病患者合并高血压,降压目标为<130/80毫米汞柱,老年或伴严重冠心病的糖尿病患者,目标值可适当放宽至≤140/90毫米汞柱。若糖尿病孕妇合并高血压,建议血压控制目标为≤135/85毫米汞柱。

25.糖尿病患者的血脂应该控制在多少?

糖尿病患者合并血脂异常,会大大增加心脑血管疾病的发病概率。降低总胆固醇和低密度脂蛋白水平可显著降低糖尿病患者大血管病变和死亡风险,是糖尿病调脂治疗的主要目标。糖尿病患者每年应至少检查一次血脂。如果还没有出现动脉粥样硬化性心血管疾病,需把低密度脂蛋白胆固醇控制在2.6毫摩尔/升以下,甘油三酯水平控制在1.7毫摩尔/升以下。如果糖尿病同时合并冠心病、心肌梗死、心绞痛、脑梗死等疾病,则需要将低密度脂蛋白胆固醇水平控制在1.8毫摩尔/升以下。

26.什么是糖尿病的医学营养治疗?

医学营养治疗是对糖尿病或糖尿病前期患者的营养问题采取的特殊干预措施的总称,简称"MNT",是糖尿病基础治疗的一部分,应该贯穿于整个糖尿病的治疗过程,通过改变膳食模式与习惯、调整营养素结构、给予个体化营养治疗,可以降低2型糖尿病患者糖化血红蛋白0.3%~2.0%,并有助于维持理想体重及预防营养不良。

近年的研究证实,对肥胖的2型糖尿病患者采用强化营养治疗可使部分患者的糖尿病得到缓解。合理的饮食可以使患者达到并维持合理体重,获得良好的血糖、血压、血脂的控制,以及延缓糖尿病并发症的发生。

27.食物中有哪些对血糖有影响的主要营养元素?

食物中对血糖有影响的主要的营养元素包括糖类、脂肪、蛋白质等。糖类一般指我们通常所说的"主食",应该占全天总能量的50%~60%,蛋白质占总能量的10%~15%,每日摄入的总脂肪量供能占比不超过30%。另外,膳食纤维虽然不能提供能量,但添加膳食纤维可延长糖尿病患者胃排空时间,延缓葡萄糖的消化与吸收,改善餐后血糖代谢和长期糖尿病控制。谷物膳食纤维还可增强胰岛素敏感性,从而改善体内胰岛素抵抗。

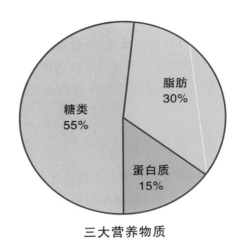

三大营养物质

28.如何确定 2 型糖尿病患者的能量需要?

一般按照每千克体重每天 25～30 千卡(1 千卡≈4.186 千焦)的标准来计算能量需要,再根据糖尿病患者的身高、体重、性别、年龄、活动情况、应急状况等进行调整。原则上,劳动强度越高,供给的热量就越多;身体越肥胖,供给的热量就越少。同样身高体重的个体,休息状态下的能量需要可能只为重体力劳动强度时的一半。

成人糖尿病患者每日热能供给量　　　　单位:千卡/千克标准体重

劳动(活动)强度	消瘦	正常	肥胖
休息状态(卧床)	25～30	20～25	15～20
轻体力劳动(坐式工作)	35	25～30	20～25
中体力劳动(如电工安装)	40	30～35	30
重体力劳动(如搬运工作)	45～50	40	35

29.老年糖尿病患者能量摄入有什么要求?

老年人改变饮食习惯较为困难,可基于固有的饮食习惯做适当调整。老年糖尿病患者不必过度限制能量摄入来减轻体重,以避免去脂体重丢失;超重和肥胖者可保持体重稳定。推荐总能量摄入约为每日 30 千卡/千克。应适度增加蛋白质摄入。

30.什么是食物交换份?

　　将常见的食物划分成不同类别,同类食物在一定重量内所含的蛋白质、脂肪、糖类的结构相近,产生的能量也相近。一份食物热量一般有 80～90 千卡,同类食物间可以互换。食物交换份给糖尿病患者提供了一个简便、易操作、便于血糖控制的合理选择食物的方法。

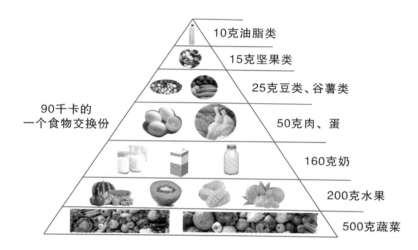

31.什么是食物的升糖指数?

　　食物的升糖指数(GI)是衡量食物引起餐后血糖反应的一项有效指标,是指在一定时间内(一般为 2 小时)含 50 克糖类的食物与相当量的葡萄糖在体内血糖反应水平的百分比值,反映了食物与葡萄糖相比升高血糖的速度和能力,通常把葡萄糖的血糖生成指数定为 100。当血糖生成指数在 55 以下时,可认为该食物为低 GI 食物;当血糖生成指数在 55～70 时,该食物为中等 GI 食物;当血糖生成指数在 70 以上时,该食物为高 GI 食物。具体而言,通常豆类、乳类属于较低血糖生成指数的食物。蔬菜大多也是低食物血糖生成指数的,特别是叶和茎类蔬菜,而且蔬菜中富含膳食纤维,对血糖影响小,而谷类、薯类、水果常因品种和加工方式不同而引起血糖生成指数变化。

　　食物血糖生成指数还会受多方面因素影响,如受食物中碳水化合物的类型、结构,以及食物的物理状况和加工制作过程的影响等,如煮粥时间越长,血糖生成指数越高,对血糖影响越大。如果忽视这些不同,将很难控制血糖平稳。因此,应关注食物的糖生成指数,合理安排膳食。对于糖尿病患者,有效控制血糖大有益处。

32.如何安排餐次和进餐时间?

首先需明确每日应摄入的食物总量,如果不确定,可咨询医护人员或营养师。每日三餐,可以按照每餐各 1/3 或早餐 1/5、午晚餐各 2/5 来分配,也可以将一天的主食量分成 4~6 次小餐摄入,除正餐外,上下午之间或者睡前可进行加餐,但是加餐的食物是在总的食物量之内的,而不是额外摄入的食物。每日的同一餐(如每顿晚餐)摄入大致相同量的碳水化合物,每日进餐时间相对固定。

33.糖尿病患者可以吃糖吗?

由于糖类升高血糖速度比较快,一般不提倡糖尿病患者食用含糖食品,故在制订和实施饮食计划时,不推荐患者常规添加蔗糖。在患者出现低血糖时,清醒的患者可以进食糖类或含糖食品,以快速提升血糖,缓解低血糖症状。

34.糖尿病患者不吃主食是否对血糖控制更有利?

不少患者认为,主食吃越少越好,甚至长期把主食控制在每餐仅吃半两到一两。这会造成两种后果:

(1)由于主食摄入不足,总热量无法满足机体代谢的需要,导致体内脂肪、蛋白质过量分解,身体消瘦,营养不良,甚至产生饥饿性酮症。

(2)控制了主食量,但对油脂、零食、肉蛋类食物不加控制,使每日总热量远远超标,且脂肪摄入过多,如此易并发高脂血症和心血管疾病,使饮食控制失败。目前,多数国家的糖尿病治疗指南不推荐碳水化合物摄入量<130 克/日,目前我国糖尿病治疗指南推荐糖尿病患者采取平衡膳食,主食、副食、蔬菜、水果、油脂类等按比例进行摄入。

35.无糖食品是不是对血糖没有影响?

糖类可以分为单糖、双糖、多糖等。单糖包括葡萄糖、果糖等,双糖包括蔗糖、乳糖、麦芽糖等。

"无糖"一般指的是每 100 克固体食物或每 100 克液体食物含糖量不超过 0.5 g,无糖食物一般指不含蔗糖、葡萄糖、麦芽糖、果糖等的甜味食品,多由面粉、谷物杂粮等制成,其中淀粉是多糖中的一类,进入体内可以在消化酶的作用下最终被分解成葡萄糖进行供能。同样重量的糖和谷物氧化后产生的热量差不多,只不过升糖指数会略低一些,但并不是对血糖没有影响。而且,无糖食品为了增加口感,可能会添加脂肪、鸡蛋、牛奶等,含有的热量并不少,同样会升高血糖。

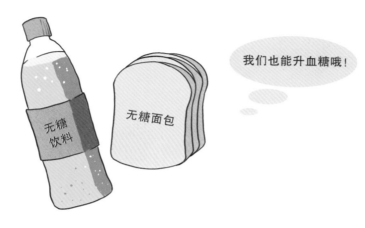

36.糖尿病患者可以饮酒吗?

对于糖尿病患者,要限制饮酒。不推荐糖尿病患者饮酒,如果患者病情稳定、血糖控制较好,没有严重并发症,可以适量饮酒。具体摄入量可参考:女性每天不超过 1 个酒精单位,男性每天不超过 2 个酒精单位,1 个酒精单位约等于300 毫升啤酒、50 毫升红酒、25 毫升白酒,建议每周饮酒不超过 2 次。每克酒精产生 7 千卡的热量,如饮酒则需将酒精含有的热量计入全日总能量。

37.糖尿病患者可以吃水果吗?

糖尿病患者如何吃水果,这是很多人都关心的问题。水果中主要含有葡萄糖、果糖、蔗糖、淀粉、果胶等,很多人怕血糖升高而不敢吃水果。其实糖友可以吃水果,但有一定的条件,在血糖控制比较理想(空腹血糖<7.0 毫摩尔/升、餐后血糖<10.0 毫摩尔/升、糖化血红蛋白<7.5%),血糖比较稳定的情况下可以适当吃水果。吃水果的最佳时间为两餐之间,每日可以吃热量在 90 千卡左右的水果,如梨、桃、苹果等 200 克左右。

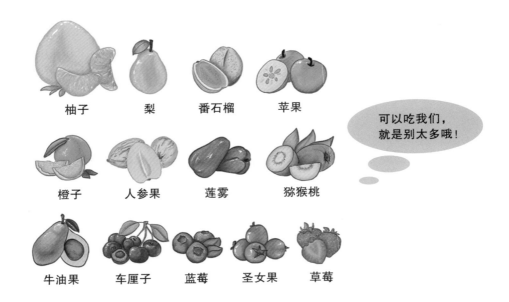

柚子　　　　梨　　　　番石榴　　　苹果

可以吃我们，就是别太多哦！

橙子　　　人参果　　　莲雾　　　猕猴桃

牛油果　　车厘子　　　蓝莓　　　圣女果　　草莓

38.糖尿病患者的一日三餐需要单独进行烹饪吗？

糖尿病饮食是一种平衡膳食，糖尿病饮食与普通人群的健康饮食标准基本一致，因此，糖尿病患者的饭菜不需要单独烹饪。因为糖尿病患者往往容易存在血糖、血压、血脂异常，容易受饮食的影响，因此在健康饮食原则遵守方面要求更严格。

无论是糖尿病患者还是普通人群，饮食中都注意不要摄入过多的脂肪及盐。尽量不要选择炸、烤、红烧、油焖、盐焗等烹饪方式，而应选择清蒸、水煮、凉拌等烹饪方式，这些烹饪方式做出来的食物口味清淡，又能体现食材的原汁原味，有利于血糖的控制。

另外，食物的烹饪时间不要太长，应把烹饪的时间缩短一些，食物熟了就可以，没必要做太烂，因为食物越容易消化吸收就越容易导致餐后血糖升高。可以用粗粮来代替部分细粮，可以蒸杂粮米饭，或者增添红薯、玉米、燕麦等主食，因为粗粮含有丰富的膳食纤维，能够促进肠胃健康，还能够提高饱腹感，最重要的是，对于控制餐后血糖十分有益。

39.吃花生、瓜子等坚果会影响血糖吗？

坚果所含的热量很高，15克花生米、松子仁或核桃仁等的热量约为90千卡，摄取过多会在体内产生多余热量。当产生的热量超过身体所需时，就会变成脂肪在体内积聚,使体重日渐增加,可能降低体内胰岛素的敏感性,使得血糖更加难以控制。因此,不可过多食用坚果类食物。

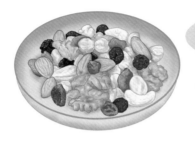

不能吃太多哦!

40.糖尿病患者为什么不适合喝粥?

不少糖尿病病友尤其是老年朋友平时有喝粥的习惯。但是,一般医生并不建议糖尿病患者喝粥。因为大米等主食本身就已经是高升糖指数食物,当各种主食被熬成粥以后,其中的糖类长链破坏分解为短链,升糖指数也比同类主食做成的干饭升高了很多,粥在进入人体后,很容易被肠道吸收,导致餐后血糖出现大幅波动。可以说,粥的糊化程度越高,越软烂,就越是容易升高血糖。因此,对于血糖控制欠佳的患者,不建议进食粥类,尤其是特别稠的粥类。

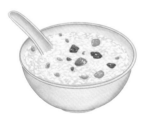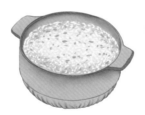

不建议喝我哦!

41.吃南瓜能降血糖吗?

很多人认为吃南瓜能降血糖,是因为南瓜里的南瓜多糖,有降糖和降脂的作用。但遗憾的是,在生活中并没有糖尿病患者因为吃南瓜实现了血糖达标的案例。与南瓜不确定的降糖效果相比,更值得一说的是,南瓜中含有较高比例的淀粉和可溶性糖,这些成分能被人体快速吸收,直接的后果是血糖升高。因此,不建议糖尿病患者多吃南瓜,甚至是当降糖药吃,否则可能越吃病越重。

42.糖尿病患者可以吸烟吗?

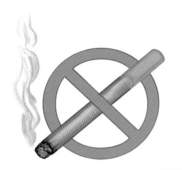

不建议糖尿病患者吸烟。一方面,烟草中所含有的烟碱能兴奋交感神经,造成心动过速、血压升高及血糖波动,对糖尿病患者十分不利。另一方面,更重要的是,吸烟是糖尿病患者大血管病变、微血管病变以及糖尿病神经病变的重要危险因素,其发生程度与吸烟量有关。

43.运动治疗对糖尿病患者有哪些益处?

运动锻炼在 2 型糖尿病患者的综合管理中占重要地位,是糖尿病治疗的五架马车之一,规律的体育运动不仅可以改善糖尿病患者的血糖控制、增加胰岛素敏感性,还有利于减轻体重、控制血脂和血压、降低大血管和微血管并发症的发生风险。运动还可以使心肺功能得到锻炼,防治骨质疏松,放松紧张情绪,改善心理状态。

44.哪些患者适宜运动?

病情稳定的 2 型糖尿病、体重超重的 2 型糖尿病、稳定的 1 型糖尿病及妊娠糖尿病患者都可以适量运动。

45.哪些患者不宜运动?

血糖过高(超过 16.7 毫摩尔/升),尤其是尿酮体阳性;频发低血糖或血糖波动过大、糖尿病酮症酸中毒等急性代谢并发症、合并急性感染、增殖性视网膜病变、严重心脑血管疾病(不稳定性心绞痛、严重心律失常、一过性脑缺血发作);未被控制的高血压,血压大于 180/120 毫米汞柱;合并严重的糖尿病肾病、新近发生的血栓等情况下禁忌运动,病情控制稳定后方可逐步恢复运动。

46.实施运动治疗要遵守哪些原则?

运动治疗要遵守安全性、科学性、有效性和个体化原则。糖尿病患者开始运动前应接受医生专业评估,有条件的患者还应根据自身血糖控制、体能、用药和并发症筛查状况决定是否需要进行运动前心电运动应激试验,以避免因运动不当诱发心血管疾病急性事件。原则上,建议糖尿病患者的运动处方应在以中等强度、有氧训练为主、每周至少 3 次、每次不低于 20 分钟的基础上"因人而异",同时密切监测运动强度以及机体对运动的反应,运动治疗计划的调整应遵循由少至多、由轻至重、由稀至繁、有周期性、配备适度恢复的原则。

47.糖尿病患者应该选择什么样的运动方式?

糖尿病患者选择运动方式要基于每个人的健康程度和平时的运动习惯,有氧运动和抗阻运动都可以选择。有氧运动以中、低强度的节律性运动为好,每日 20～60 分钟。步行是目前国内外最常采用的有氧运动,应作为首选。也可选择慢跑、骑自行车、游泳,以及全身肌肉都参与活动的中等强度有氧体操,如医疗体操、健身操、太极拳等。还可适当选择娱乐性球类活动,如门球、保龄球、羽毛球等。有研究表明,规律的有氧运动可以改善成人 2 型糖尿病患者的血糖管理,减少高血糖时间,HbA1c 降低幅度为 0.5%～0.7%。

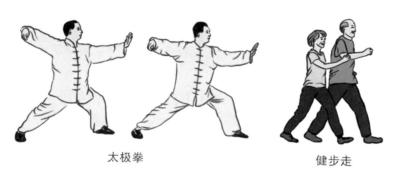

太极拳　　　　　　　　健步走

48.如何掌握运动时间?

(1)原则上来说,只要是运动就比不运动好,相比饭前运动,更建议饭后运动。饭后血糖一般比饭前要高一些,一般建议餐后 1～2 小时之间运动。餐后运动既可以通过降低血糖峰值、促进能量消耗来更好地控制血糖,又不容易产生低血糖。

(2)运动时间的确定:开始阶段可以稍短,5～10 分钟一次,以后根据身体对运动的逐步适应情况,视身体条件的不同逐渐延长。每次运动前应进行 5～10 分钟的准备活动,运动后进行至少 5 分钟的放松活动。运动中有效心率的保持时间必须达到 10～30 分钟。由于运动时间和运动强度影响运动量的大小,所以当运动强度较大时,运动持续时间应相应缩短;强度较小时,运动持续时间则应适当延长。对于年龄小、病情轻、体力好的患者,可采用前一种较大强度、短时间的组合,而年老者和肥胖者采用运动强度较小、持续时间较长的运动较为合适。

49.如何掌握运动的频率?

合理的运动频率为每周 3～4 次。运动应该持之以恒,有研究发现,如果运动间歇超过 3～4 天,胰岛素敏感性就会降低,运动效果及积累作用就会减少。如果每次的运动量较大,可间隔 1～2 天,但不要超过 3 天,如果每次运动量较小且患者身体允许,则每天坚持运动一次最为理想。

50.糖尿病患者运动时有什么注意事项?

(1)运动项目要与患者的年龄、病情、喜好及身体承受能力相适应,并定期评估,适时调整运动计划。培养规律、定时、定量运动的习惯。

(2)不要在饥饿或饱食时运动,从第一口饭算起,餐后 1 小时左右运动为宜,晨练不宜过早、不宜空腹。

(3)运动时使用可穿戴设备(如计步器)有助于提升运动依从性。运动时注意鞋袜、衣物等舒适方便。

(4)运动前后要加强血糖监测,应该随身携带糖尿病救助卡、糖果、点心等,运动量大或激烈运动时应建议患者临时调整饮食及药物治疗方案,以免发生低血糖。

(5)运动中要注意及时补充水分。

(6)培养活跃的生活方式,如增加日常身体活动、改变久坐行为、减少静坐时间,将有益的体育运动融入日常生活中。

(7)有助于运动坚持的方法:选择自己喜爱的运动方式,运动时间安排在较为方便的时候,结伴运动,制订切实可行的运动计划。

(8)避免单独运动,有任何不适,如心慌、冒虚汗、全身乏力、憋气、下肢疼痛等,都应立即停止运动,必要时就近就医,以免发生意外。

51.糖尿病患者必须用药吗? 单靠饮食、运动,可以痊愈吗?

饮食和运动治疗是糖尿病综合防治策略的重要组成部分。在糖尿病病程早期,血糖轻度升高时,一部分糖尿病患者通过规范的饮食和运动治疗就能够将血糖控制在良好的范围内,这种情况下是可以不用药物的,但是一定要定期监测血糖变化。对于绝大部分患者来说,特别是血糖明显升高或糖尿病病程较长患者,单纯靠饮食及运动往往无法使血糖得到良好控制,必须同时使用一种或多种降糖药物,以使血糖控制达标,防止和延缓各种并发症的发生发展。

52.口服降糖药物有哪些种类？应该如何选择呢？

目前,针对 2 型糖尿病的口服药物主要有六大类:

(1)胰岛素促泌剂:包括磺脲类及非磺脲类胰岛素促泌剂。对于老年患者、体型比较消瘦的患者,使用时应从小剂量开始,根据血糖情况逐渐加量。糖尿病患者在应用时也应注意低血糖问题。

(2)双胍类药物:目前,双胍类药物仍然是 2 型糖尿病的一线治疗药物。尤其对于体型偏胖、胰岛素抵抗明显的患者,更为适用。部分患者可能出现胃肠道不适。在肝肾功能不全、心力衰竭或呼吸衰竭等缺氧情况下应避免应用。

(3)α-葡萄糖苷酶抑制剂:对于碳水化合物进食量较多、餐后血糖明显升高的患者,这一类药物比较适合,在伴有肠道疾病及腹痛、腹胀、腹泻的情况下应避免应用。

(4)噻唑烷二酮类药物:适用于胰岛素抵抗的患者,常用药物有吡格列酮,伴有心功能不全、肢体水肿的患者应慎用。

(5)DPP-4 酶抑制剂:DPP-4 酶抑制剂通过抑制二肽基肽酶 IV(DPP-4)而减少胰高糖素样肽-1(GLP-1)在体内的失活,使内源性胰高糖素样肽-1 的水平升高。单独使用 DPP-4 抑制剂不增加低血糖发生的风险,DPP-4 抑制剂不增加体重。

(6)SGLT2 抑制剂:对于心功能不全和糖尿病肾病的患者,应作为首选。其常见不良反应为生殖泌尿道感染,营养不良、极度消瘦及合并糖尿病酮症的患者应避免使用。

选择降糖药物必须在医生的指导下进行。医生需要在完善相关检查,全面评估患者的病情后,为每一位患者制定个体化的治疗方案。

53.降糖药物应该在什么时间服用？

降糖药物的服用时间与其疗效密切相关,只有掌握好正确的服药时间才能更好地发挥其降糖作用。

(1)胰岛素促泌剂:应在餐前口服。磺脲类药物可在餐前半小时口服,格列奈类在餐前 15 分钟口服。

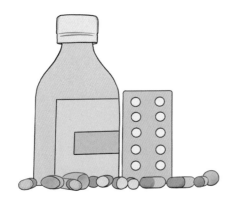

（2）双胍类：餐前、餐中、餐后均可，为减少胃肠道反应，可于餐中或餐后口服。

（3）a-糖苷酶抑制剂：随餐嚼服或用药后即刻进食。

（4）噻唑烷二酮：餐前或餐后服用均可，每日一次。

（5）DPP-4 抑制剂：与进餐无关。

（6）SGLT2 抑制剂：晨服，不受进食限制。

54.降糖药物会"伤肝伤肾"吗?

目前，临床上使用的降糖药物都在上市前经过了严格的临床试验，已被证明较为安全，一般不会直接导致肝脏和肾脏损伤。极个别患者出现药物过敏，与个人体质有关。但是降糖药与其他药一样，都要经过肝脏和肾脏的代谢，所以在肝脏和肾脏有损伤的情况下，有些种类的降糖药物就要减量或禁用。

（1）双胍类药物：禁用于肾功能不全、肝功能不全、严重感染、缺氧或接受大手术的患者。

（2）磺脲类药物：在肝肾功能不全情况下，如果使用不当可导致低血糖。有轻度肾功能不全的患者可以选择格列喹酮，严重肾功能不全的患者可以选择瑞格列奈。

（3）α-糖苷酶抑制剂：由于进入血液循环的量很少，轻度肝肾功能不全的患者可以使用。

（4）噻唑烷二酮类药物：活动性肝病或氨基转移酶升高超过正常上限 2.5 倍的患者应禁用。

（5）DPP-4 酶抑制剂：有肾功能不全的患者使用西格列汀、沙格列汀、阿格列汀和维格列汀时，应注意按照药物说明书减量；使用利格列汀不需要调整剂量。

（6）SGLT2：轻、中度肝功能受损患者使用 SGLT2 无需调整剂量，重度肝功能受损及重度肾功能不全患者不推荐使用。

55.应用口服降糖药物会有胃肠道反应吗?

二甲双胍的主要不良反应为胃肠道反应，包括上腹部不适、腹痛、腹泻等。

α-糖苷酶抑制剂的常见不良反应为腹胀、排气增多。其他几类降糖药物如磺脲类、胰岛素增敏剂、DPP-4 抑制剂、SGLT2 抑制剂一般没有明显的胃肠道反应。

56.血糖控制好了,是不是就可以停用降糖药物了?

这个问题不能一概而论。对于多数人来说,血糖控制良好是饮食治疗、运动治疗和药物治疗共同作用的结果,降糖药的作用不容低估。一旦随意停用降糖药,高血糖就会卷土重来,尤其是 1 型糖尿病患者及自身胰岛功能比较差的患者,随意停药还会导致酮症酸中毒等严重的并发症。当然,也有一部分 2 型糖尿病患者在规范的饮食运动治疗基础上,随着体重的下降、高血糖毒性的解除,身体对胰岛素的敏感性及自身 B 细胞功能在一定程度上改善,应用较小剂量的降糖药物就能够使血糖控制达标,这部分人可以在规律监测血糖的情况下尝试逐渐减量甚至停用降糖药物。应注意在药物减量后仍应保持良好的生活方式,包括规范饮食、规律运动及控制体重,不能以为糖尿病已经好了,就放松饮食及运动治疗,造成病情的反复。另外,在停药后还必须经常监测血糖,如血糖再次升高,应及时到医院找专业的医生重新制定治疗方案。

57.哪些糖尿病患者需要应用胰岛素?

胰岛素发现至今已有百年的历史,胰岛素的应用大大降低了糖尿病酮症酸中毒等严重并发症的病死率,挽救了无数糖尿病患者的生命。时至今日,胰岛素仍然是糖尿病治疗中不可或缺的"武器"。那么,哪些情况下需要应用胰岛素治疗呢? 胰岛素治疗的适应证主要包括:

(1)1 型糖尿病。

(2)2 型糖尿病患者经生活方式及口服降糖药治疗血糖仍未获得良好控制。

(3)发生糖尿病酮症酸中毒、高渗性昏迷等急性并发症。

(4)糖尿病患者合并重症感染、消耗性疾病、急性应激状态(如外伤、心肌梗死、急性脑血管疾病)等。

(5)伴发病处于需外科治疗的围手术期。

(6)糖尿病患者伴有严重肝肾功能不全不宜使用口服降糖药物时。

(7)妊娠、分娩或哺乳期。

(8)全胰腺切除引起的继发性糖尿病。

58.胰岛素有哪些种类？应该在什么时间注射？

按作用时间,胰岛素可分为五大类:

(1)超短效胰岛素:其特点是吸收速度快,起效迅速,作用持续时间短。因此,它主要作为餐时胰岛素使用,能更加有效地控制餐后血糖。需要注意的是,用药15分钟内必须进食,否则会出现低血糖。

(2)短效胰岛素:也称为常规胰岛素,主要在餐前应用,可控制餐后血糖。短效胰岛素一般半小时内起效,作用持续时间为6～8小时,包括目前常用的优泌林 R、诺和灵 R、甘舒霖 R 等,一般需要餐前30分钟皮下注射。

(3)中效胰岛素:其吸收相对缓慢,持续时间较长,常用于胰岛素强化治疗方案中睡前给药,以控制空腹血糖,其缺点是有峰值而可能产生夜间低血糖。

(4)长效胰岛素:吸收缓慢,峰值极小,可持续将近一天的时间,特点是作用时间更长,无峰值,能够更加平稳地控制血糖。

(5)还有一类临床常用的胰岛素为预混胰岛素,是指含有 2 种胰岛素成分的混合物,可同时具有短效和中效胰岛素的作用,一般每日早晚餐前两次皮下注射。制剂中的短效成分起效迅速,可以较好地控制餐后高血糖;中效成分持续缓慢释放,可替代基础胰岛素分泌。其优点是使用方便,注射次数相对较少,由于两种胰岛素的比例是固定的,因此必须配合相对固定的饮食和运动方式,以避免出现较大血糖波动。

59.常用胰岛素注射工具有哪些？

(1)胰岛素笔:一种笔型的胰岛素注射装置,分为胰岛素预填充注射笔和笔芯可更换的胰岛素注射笔。

(2)胰岛素注射器:一种专用于胰岛素注射的 1 毫升注射器。注射器上标注胰岛素单位,包括 U-100 和 U-40 两种规格。

(3)胰岛素泵:通过持续皮下胰岛素输注的方式,模仿人体胰岛素的生理分泌。新型胰岛素泵还具有一定的自动调节功能。

(4)无针注射器:是一种新型的胰岛素注射工具,利用动力源产生的瞬时高压使注射器内的胰岛素穿透皮肤,注入皮下。

胰岛素泵

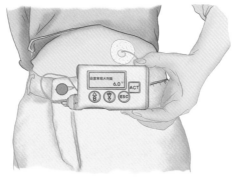

60.有哪些注射胰岛素的主要步骤?

以胰岛素注射笔为例:

(1)注射前洗手。

(2)首先核对胰岛素类型和注射剂量,以及注射时需要用到的器具。如果平时将胰岛素置于室温环境,可以直接拿出使用;如果平时将胰岛素笔芯放在冰箱中保存,需提前30分钟取出胰岛素,室温下回暖,如果胰岛素温度过低,会导致注射疼痛。然后核对胰岛素和笔芯,包括核对剂型、药液是否在有效期内,是否足量,笔芯有无破损或漏液等。

(3)如果使用的是云雾状胰岛素(如中效胰岛素NPH和预混胰岛素),在注射前需将胰岛素充分混匀。首先,把胰岛素笔平放在手心,水平滚动10次;然后,双手夹住胰岛素笔,上下翻动10次;最后,把胰岛素混至云雾状白色液体。

(4)安装胰岛素笔用针头。先将胰岛素针针帽处的彩色保护纸撕开,将外针帽笔座端针管径直对准笔芯,顺时针旋转针座,使其与胰岛素笔芯的橡皮端牢固结合,当旋紧后,向外拔出外针帽,就安装好针头了。外针帽不要急于丢弃,应将它放在一边,它在后面的拆卸针头中起到重要作用。

(5)检查注射部位及消毒。在检查注射部位时,要注意不要在皮下脂肪增生、脂肪萎缩、瘀斑等位置注射;消毒也是很重要的一步。正确的消毒方法是以注射点为中心,用酒精由中间向周围消毒皮肤,直径约5厘米。擦拭后,需要等到酒精完全挥发后才可以注射胰岛素,否则会造成不必要的注射疼痛。

(6)选择合适的注射手法。对于短针头(4/5毫米),大部分患者无需捏皮,90°垂直进针;对于8毫米的长针头,推荐捏皮90°垂直进针或45°角进针;对于12毫米的长针头,需要捏皮,45°角进针。

（7）注射胰岛素。快速进针后，缓慢注射药物，药物注射结束后，不要立刻拔出，针头要在注射部位留置至少 10 秒后才可拔出。

注射完成后，请将外针帽套上针头后旋紧，向外拔出，将针头连同外针帽一起，丢在加盖的硬壳容器中。请养成一针一次的好习惯，每次注射使用新针头。请勿将针头留在笔上，会导致空气进入笔芯、漏液、针头堵塞、儿童误用等。为了自己的安全，请不要重复使用针头。

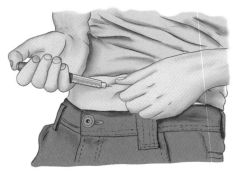

注射胰岛素

61.应该怎样保存胰岛素？

胰岛素不能冷冻保存，应避免温度过高、过低及剧烈晃动。

未开启的胰岛素应放置于冰箱内，2～8 摄氏度冷藏保存，不能冷冻、阳光直射及反复震荡。

开启的胰岛素可于室温下保存（不超过 30 天）或按照说明书保存。如室温超过 30 摄氏度，开启的胰岛素应于冰箱 2～8 摄氏度冷藏保存。

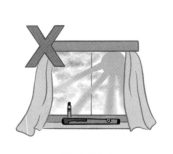
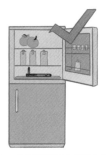
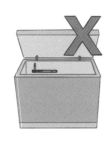

避免日晒　　　　2～8摄氏度冷藏保存　　　　不要冷冻

62.哪些身体部位可以注射胰岛素？

胰岛素注射为皮下注射，以下为常用的注射部位：

（1）腹部：耻骨联合以上1厘米，最低位于肋骨以下1厘米，脐周2.5厘米以外的双侧胁腹部。

（2）大腿：双侧大腿前外侧的上1/3。

（3）臀部：双侧上臀部后外侧。

（4）上臂：上臂外侧的中1/3。

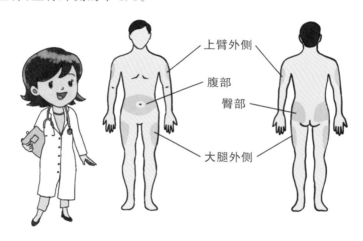

63.为什么要轮换胰岛素注射部位？

胰岛素属于生长因子，有促合成作用，反复在同一部位注射会导致该部位皮下脂肪增生而产生硬结，在该部位注射胰岛素将导致药物吸收率下降，吸收时间延长，进而导致血糖波动；注射部位不同，其胰岛素吸收速率不同。

64.注射胰岛素时怎样轮换注射部位？

轮换方式包括不同注射部位之间的轮换和同一注射部位内的轮换。将注射部位分为四个等分区域（大腿或臀部可等分为两个区域），每周使用一个等分区域并始终按顺时针方向轮换。在任何一个等分区域内注射时，连续两次注射应至少间隔1厘米（或大约一个成人手指的宽度），以避免重复组织创伤。

65.打胰岛素的针头能重复使用吗?

笔用针头不能重复使用,若重复使用,针头中残留的药液会影响注射剂量的准确性,使用后的针头内残留的胰岛素会形成结晶,堵塞针头,妨碍注射。此外,注射后的针头留在胰岛素笔上,由于热胀冷缩的原因,还会导致胰岛素注射剂量的不正确。针头重复使用与皮下脂肪增生相关,不重复使用针头可使患脂肪增生的风险降低,在重复使用针头的患者中,70%存在脂肪增生。

及时更换针头

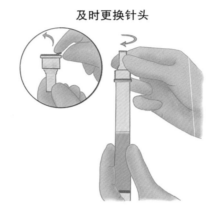

66.注射胰岛素后,为什么要等 10 秒钟再拔出针头?

使用胰岛素笔注射时,在完全按下拇指摁钮后,应在拔出针头前至少停留 10 秒,从而确保药物剂量全部被注入体内,同时防止药液渗漏。药物剂量较大时,有必要超过 10 秒。延长针头留置时间可减少胰岛素漏液的现象。与胰岛素注射笔不同,注射器内塞推压到位即可拔出,无需在皮下停留 10 秒。

67.外出或旅行时有哪些携带胰岛素的注意事项?

如果外出时携带胰岛素,需注意不能把胰岛素放在车窗等阳光直射的地方,因为胰岛素是一种蛋白质,日晒导致的高温会使胰岛素效价降低。飞机等长途运输工具的行李舱内温度很低,会使胰岛素低温变性,应注意随身携带。

68.手术可以治疗糖尿病吗?

目前,肥胖患者数量在全球范围内不断增加,减重手术也成为合并 2 型糖尿病的肥胖患者的治疗新选择。研究发现,肥胖的糖尿病患者在接受减重手术后体重减轻,高血糖、高血脂等代谢紊乱改善,部分患者可达到病情完全缓解。但减重手术并非人人适用,其主要适用于体重指数＞35千克/平方米,经生活方式干预及内科药物治疗未能有效减轻体重且血糖控制不佳者。需要注意,减重手术同样存在一定的手术风险和术后并发症的可能,需要由多学科医生团队,根据患者体重指数、胰岛功能、糖尿病并发症情况,以及手术长期的风险与获益来进行全面评估后确定治疗方案。虽然部分糖尿病患者手术后病情可以得到缓解,但对于糖尿病病程较长、用药剂量比较大的患者,手术后可能仍然需要应用一定的降糖药物才能良好控制血糖。另外,手术也并非一劳永逸,术后患者仍然需要坚持正确的生活方式,同时应防止营养、微量元素的缺乏。术后定期的随访和监测也是保证术后疗效、防止病情反复的关键。

69.为什么糖尿病患者需要定期去医院检查?

糖尿病属于长期慢性疾病,随着病程的延长,可出现心脑血管、肾脏、眼睛、下肢等多器官并发症,严重影响患者的生活质量和寿命。对于糖尿病的各种并发症,只有早期发现、早期干预才能最大限度延缓其发展。因为多数并发症在发生的早期并没有相应的临床症状,有些患者自觉没有不舒服的感觉,也没有定期到医院进行检查,等病情严重了才去就诊,往往已经错过了治疗的最佳时机。定期到医院体检可以由专科医生对糖尿病患者的血液指标及各种并发症情况进行全面评估,及时发现问题并调整治疗方案,防止或延缓并发症的发生发展。

70.糖尿病患者需要定期检查的项目有哪些?

糖尿病患者主要的检查项目

检查频率	尿液	糖化血红蛋白	肝功能	肾功能	血脂	超声	动态血压	眼底	神经病变
初诊	√	√	√	√	√	√	√	√	√
半年1次	√	√	√	√	√	—	—	—	—
1年1次	√	√	√	√	√	√	√	√	√

注:尿液检查包括尿常规和尿白蛋白/肌酐比值;肾功能检查应包含尿素氮、肌酐、估算的肾小球滤过率、尿酸等;超声检查包括腹部超声、颈动脉和下肢血管超声;动态血压监测限于合并高血压者;血糖控制不佳者应每3个月检查一次糖化血红蛋白。肝功能、肾功能、血脂、尿液、心电图、超声、眼底、神经病变检查异常者应增加这些项目的检测频次。

71.糖尿病患者为什么要进行血糖监测？

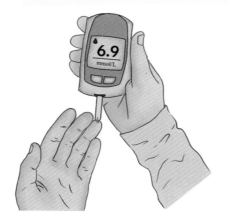

血糖监测是糖尿病管理中的重要组成部分,有助于评估糖尿病患者糖代谢紊乱的程度,制定合理的降糖方案,反映降糖药物的治疗效果,指导治疗方案的调整。在糖尿病患者诸多的检测项目中,血糖监测是最常用和最重要的检测指标,建议所有确诊糖尿病的患者自备血糖仪,规律进行血糖监测。

72.常用的血糖监测指标有哪些？有什么意义？

血糖监测指监测血液中的葡萄糖水平,常用的血糖监测指标包括静脉血糖、毛细血管血糖、糖化血红蛋白、糖化白蛋白、动态血糖等。通过血糖监测,可以了解血糖情况及降糖治疗的效果,及时发现高血糖与低血糖,从而指导治疗方案的调整,制定合理的降糖方案。

73.有哪些毛细血管血糖检测时段？

(1)空腹血糖:反映人体基础状态血糖的水平,是用药初期观察及评价药物疗效的重要指标(检测时应至少 8 小时内无任何热量摄入,测空腹血糖最好在清晨 6:00～8:00 取血,采血前不用降糖药、不吃早餐、不运动)。

(2)餐前血糖:早餐前的血糖值,血糖水平很高或有低血糖风险时,指导患者调整进食量和餐前胰岛素及口服降糖药的用量,有助于发现无症状及医源性低血糖。

(3)餐后 2 小时血糖:指从吃第一口主食开始计算时间,满 2 小时为止的血糖值。餐后 2 小时血糖适用于空腹血糖已获良好控制,但糖化血红蛋白仍不能达标者,需要了解饮食和运动对血糖影响者,可反映药物与饮食治疗情况。

(4)睡前血糖:通常为 22:00 的血糖值。常用于注射胰岛素(特别是晚餐前注射)患者,可判断药物治疗效果及睡前是否需要加餐,指导夜间用药,预防夜间低血糖的发生。

(5)夜间血糖:指凌晨 2:00～3:00 的血糖,适用于胰岛素治疗已基本达标,但空腹血糖仍高者,疑有夜间低血糖者,以分辨空腹高血糖出现的原因,及时调整药物。

(6)运动前后血糖:是制定适合自己的运动方式和运动时间的依据。

(7)随机血糖:指除了指定血糖监测时间外的任意时间血糖,便于随时捕捉特殊情况下的血糖变化,可作为临时调整治疗的依据。

74.医生为什么建议监测凌晨 2 点的血糖?

监测凌晨 2:00 血糖有利于辨别糖尿病患者清晨高血糖的原因。黎明现象是由晨间胰岛素水平下降和升糖激素水平升高引起,而苏木杰氏反应是指糖尿病患者在夜间出现低血糖后清晨出现反应性高血糖的现象。两者均可导致空腹高血糖,但高血糖产生的原因不同,因此需要对治疗方案进行相应的调整。

75.什么是低血糖? 低血糖有什么危害?

通常,低血糖症的诊断标准为血糖<2.8毫摩尔/升,而接受药物治疗的糖尿病患者只要血糖<3.9毫摩尔/升就属于低血糖。胰岛素、磺脲类和非磺脲类胰岛素促泌剂均可引起低血糖。二甲双胍、α-糖苷酶抑制剂、噻唑烷二酮、二肽基肽酶Ⅳ抑制剂、胰高糖素样肽-1 受体激动剂(GLP-1RA)和钠-葡萄糖共转运蛋白2抑制剂导致低血糖的风险较低,这些药物单用一般不诱发低血糖,但与胰岛素及胰岛素促泌剂联合使用时也可引起低血糖。

轻度的低血糖经对症处理后会迅速恢复,持续性的严重低血糖会引起意识丧失,造成永久性的神经损伤,甚至死亡。反复的低血糖将加重血糖波动,增加糖尿病并发症风险,降低患者的生活质量。因此,低血糖是 2 型糖尿病患者达到血糖控制的主要障碍。对于老年人、肾功能减退及有严重微血管和大血管并发症的患者,尤其是使用胰岛素治疗的患者,在治疗过程中应该特别注意,尽量避免低血糖的发生。

76.低血糖都有哪些表现? 应该如何处理?

常见的低血糖表现包括头晕、心慌、出汗、饥饿感、手抖、乏力、注意力难以集中等,重度低血糖可表现为意识不清、抽搐、昏迷。出现低血糖症状时应立即处理,有条件时立即进行血糖监测,根据血糖及患者意识情况,确定给予含糖食物或静脉应用葡萄糖。低血糖的处理流程中有两个"15"原则:对于神志清醒患者,立即给予含15克糖类的食品,如葡萄糖片(4 克/片)4 片、果汁 150～200 毫升、饼干4～5块等,使血糖快速提升,15分钟后再进行血糖复测,根据血糖变化给予进一步处理。如血糖高于3.9毫摩尔/升,症状好转,按正常时间进餐或加餐;如果血糖仍低于3.9毫摩尔/升或症状无好转,再按前两个"15"原则处理。如果血糖依然很低或症状加重,或出现神志不清,应立即送医。若频繁发生低血糖,应及时就医,寻找原因,对因处理。

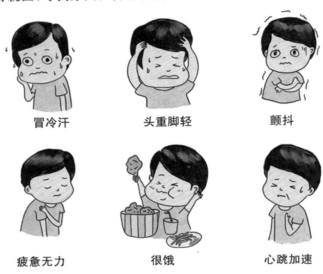

冒冷汗	头重脚轻	颤抖
疲惫无力	很饿	心跳加速

77.常见的低血糖原因是什么?应怎样预防低血糖?

常见的低血糖原因包括以下几个方面:

(1)未按时进食,或进食过少:患者应定时、定量进餐,如果进餐量减少则相应减少降糖药物剂量,有可能误餐时应提前做好准备。

(2)呕吐、腹泻:呕吐、腹泻可使机体能量(尤其是糖类)摄入减少,从而诱发低血糖。如果患者有呕吐、腹泻等表现,需及时治疗并调整降糖药的剂量,同时加强血糖监测。

(3)酒精摄入,尤其是空腹饮酒:酒精能直接导致低血糖,应避免酗酒和空腹饮酒。

(4)运动量增加:根据患者病情和身体素质,选择适合的运动方式,运动前应增加额外的糖类摄入,预防低血糖发生。

(5)自主神经功能障碍:糖尿病患者常伴有自主神经功能障碍,自主神经功能障碍影响机体对低血糖的调节能力,增加发生严重低血糖的风险。同时,低血糖也可能诱发或加重患者自主神经功能障碍,形成恶性循环。

（6）肝肾功能不全：合并肝肾功能不全的糖尿病患者易于发生低血糖，与肝肾功能不全引起纳差及糖异生能力降低等因素有关。

（7）胰岛素及胰岛素促泌剂的应用：胰岛素及胰岛素促泌剂可诱发低血糖，故使用这些药物应从小剂量开始，逐渐增加剂量，并做好血糖监测。患者如出现低血糖，应积极寻找原因，及时调整治疗方案和药物剂量。

（8）血糖控制目标过严：严格的血糖控制会增加低血糖的风险，严重低血糖可能与患者死亡风险增加有关。因此，对有低血糖尤其是严重低血糖或反复发生低血糖的糖尿病患者，除调整治疗方案外，还应适当放宽血糖控制目标。

糖尿病患者应常规随身备用糖类食品，一旦发生低血糖，立即食用。同时，糖尿病患者应加强血糖的自我监测，如频繁出现低血糖，应及时就医调整治疗方案。

78.如何记好糖尿病病情自我监测日记？

血糖记录日志应包含血糖结果、用药情况、饮食、运动、身体状况等多方面信息。就诊时带给接诊医生，作为调整治疗方案的依据。监测记录示例：

日期	2:00AM	空腹	早餐后2小时	午餐前	午餐后2小时	晚餐前	晚餐后2小时	睡前	备注
4.10			7		7		⑯	9	晚上外出吃饭
4.14			9	②	14		9	5	早餐后运动
4.18		9	⑪	⑪	⑯	9	⑭		感冒发烧了

79.什么是糖尿病足？

糖尿病足是指初诊糖尿病或已有糖尿病病史的患者，足部出现感染、溃疡或组织坏死，通常伴有下肢神经病变和（或）周围血管病变。糖尿病足是糖尿病的严重并发症，也是治疗费用较高的慢性并发症之一，症状重者会造成截肢，甚至死亡。良好的血糖控制、正确的足部护理、预防和及时治疗足溃疡可以明显降低截肢率及死亡率。

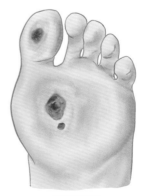

糖尿病足

80.怎样预防糖尿病足?

(1)每天检查双足,特别是足趾间,如果视力不好或行动不便,应由家人来帮助检查。

(2)勤洗脚。洗脚时的水温要适宜,一般不宜超过 40 摄氏度,避免发生皮肤烫伤。洗后用干布擦干,尤其是擦干足趾间。

(3)水平地剪趾甲,避免自行修剪胼胝或用化学制剂处理胼胝或趾甲,必要时可找专业人员处理。

(4)若足部皮肤干燥,可以使用油膏类护肤品。

(5)每天换袜子;不穿过紧或毛边的袜子和鞋,不穿高过膝盖的袜子。

(6)穿鞋前先检查鞋内有否有异物或异常。

(7)避免赤足行走。

(8)不宜直接使用热水袋、电热器等物品进行足部保暖。

(9)一旦出现足部问题,应及时找专科医生或护士进行诊治。

81.糖尿病患者选择鞋袜有什么学问?

(1)鞋子的选择:合适的鞋子应有足够的空间,透气性良好,鞋底较厚、硬,而鞋内较柔软,能够使足底压力分布更合理。

(2)袜子的选择:宜选择天然材料制成的袜子,不穿过紧或有毛边的袜子,每天换袜子。不穿高过膝盖的袜子。

(3)正确买鞋和穿鞋:选择在下午买鞋,两只脚同时试穿,且需穿着袜子,不要赤脚穿鞋。不要穿外露脚趾的、带孔的或夹趾的凉鞋或拖鞋。穿鞋前,应检查鞋里是否存在粗糙的接缝或异物;穿鞋时动作要慢。

82.糖尿病患者剪指甲应该注意什么问题?

对于糖尿病患者来说,剪指甲是一项重要的护理工作。糖尿病患者容易合并神经血管病变,足部感觉迟钝,有小的伤口通常不易察觉,易发生感染。轻者伤口难以愈合,重者可引发糖尿病足,甚至有截肢的风险。糖尿病患者修剪趾甲时,应注意在光线充足的地方进行,如果视力不好,应请家人帮忙。

剪指甲前应先用温水清洗双脚,用毛巾擦干。指甲应该平着剪,不要过度修剪指甲两侧,以免伤及甲沟。修剪时,应注意不宜将指甲剪得太短、太靠近皮肤,以免损伤皮肤,引起感染。应用锉刀将趾甲尖锐的部分修整光滑。切忌用刀修剪角化组织或胼胝。修剪后应仔细检查有无皮肤破溃。不要在趾甲长得过长时才修剪，不要到公共浴室修脚。如果发现足部有破溃、红肿、皮肤颜色改变等情况，应及时到医院就诊。

83.妊娠期糖尿病患者血糖应该控制在什么水平？

所有类型的妊娠期高血糖在孕期的血糖目标为：空腹血糖<5.3毫摩尔/升，餐后 1 小时血糖<7.8毫摩尔/升，餐后 2 小时血糖<6.7毫摩尔/升。孕期血糖控制也应避免低血糖：孕期血糖<3.3毫摩尔/升时，需给予即刻处理并调整治疗方案。

84.妊娠期血糖控制不良有哪些危害？

如果妊娠期血糖控制不佳，对孕妇及胎儿都会有不良影响。

（1）孕妇方面：

1）可以导致妊娠期高血压患病率增加。

2）可以导致孕妇在孕期出现生殖道炎症，在术后发生切口感染、产褥期感染。

3）怀孕期间容易发生糖尿病酮症酸中毒等急性并发症，危及患者生命。

4）再次怀孕时仍可能出现妊娠期糖尿病，且随着年龄的增长，患 2 型糖尿病的风险也会增加。

（2）胎儿方面：

1）有可能导致早产、流产及围产期死亡。

2）可导致出生体重过大（巨大儿）或子宫内生长受限，成年期肥胖症和 2 型糖尿病的风险增加。

3）导致胎儿畸形的发生率增加。

4）出生后低血糖。

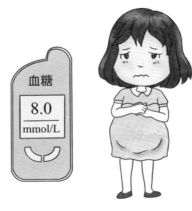

85.妊娠期糖尿病饮食的注意事项是什么?

妊娠期间的饮食原则为既能保证孕妇和胎儿营养需要,又能维持血糖在正常范围,而且不发生饥饿性酮症,必要时可以在营养师的协助下制定饮食方案。尽可能选择血糖生成指数较低的食物。为防止餐后血糖明显升高,可实行少量多餐制,每日可分 5～6 餐,将主食的 1/3～1/2 分餐到加餐。随孕周的增加调整每日热量摄入,孕中晚期每天需增加 200～300 千卡的热量。

86.妊娠期糖尿病患者该怎样运动?

适量的运动在孕前、孕中和孕后的健康管理中都发挥着重要作用。运动可增加身体对胰岛素的敏感性,促进身体对葡萄糖的利用,从而降低血糖。运动还有助于缓解一些常见的孕期不适,调节情绪、改善便秘和睡眠障碍。鼓励孕期适当运动,可在医务人员的指导下选择有氧运动及抗阻运动,如散步、瑜伽等,每次运动时间小于 45 分钟,避免剧烈运动。

87.妊娠期糖尿病患者在什么情况下需要胰岛素治疗?

生活方式的调整是妊娠期高血糖治疗的基础,如果在生活方式调整的基础上仍然不能达到孕期的治疗目标,就应该及时加用药物治疗。孕期降糖药物首选胰岛素,目前,所有口服药物均缺乏长期安全性数据。

88.妊娠期糖尿病患者能用口服降糖药吗?

除二甲双胍外,其他口服降糖药均不推荐应用于孕期。二甲双胍目前也尚未正式获准用于妊娠期糖尿病的患者,但多项研究提示,二甲双胍在控制餐后血糖、减少孕妇体重增加以及预防新生儿严重低血糖发生方面都有益处,孕早期二甲双胍暴露并未增加先天畸形的风险。对正在应用二甲双胍治疗的育龄期 2 型糖尿病患者以及严重胰岛素抵抗、应用二甲双胍治疗的多囊卵巢综合征患者,可在服用二甲双胍的基础上怀孕,怀孕后是否停用二甲双胍,需视血糖及患者意愿综合判断。由于我国尚无二甲双胍孕期应用的适应证,需在知情同意的情况下应用,不推荐妊娠期单用二甲双胍,需在胰岛素基础上联合应用。

89.妊娠期糖尿病患者产后需要定期随访吗?

妊娠期高血糖对母儿两代人的影响不因妊娠终止而结束,妊娠期糖尿病(GDM)女性产后罹患 2 型糖尿病的风险比普通女性明显增加,所以妊娠期糖尿病患者需进行短期及长期随访。建议妊娠期糖尿病患者在产后 4～12 周再次行 75 g 口服葡萄糖耐量试验以评估糖代谢状态。长期随访为产后 1 年再行 75 克口服葡萄糖耐量试验评价糖代谢状态。之后的随访间期为无高危因素者 1～3 年筛查一次。产后规律的血糖监测可以早期发现血糖升高并及时指导和干预下一次妊娠。

(胡吉　王殿辉　安文娟　周玲雁　刘晓静　邵红艳　程璐)

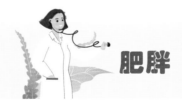

1.如何定义超重或肥胖？

超重是一种肥胖前的状态，是指体内脂肪积累过多，有可能会造成一定的健康损害。肥胖则是一种慢性代谢性疾病，由遗传和环境等多因素引起，因能量摄入超过能量消耗，进而导致体内脂肪积累过多，达到危害健康的程度。根据病因不同，分为单纯性肥胖和继发性肥胖两大类。单纯性肥胖也叫原发性肥胖，与遗传、饮食、运动等因素有关，约占肥胖的 99%。继发性肥胖主要是由其他疾病所致，主要包括神经内分泌性肥胖（下丘脑、垂体、甲状腺、肾上腺或性腺等疾病所致）、伴有肥胖的遗传综合征、医源性肥胖（糖皮质激素、胰岛素等药物以及手术所致下丘脑损伤等），约占肥胖的 1%。

根据脂肪在身体的分布部位不同，肥胖又可分为中心型肥胖和周围型肥胖。中心型肥胖的脂肪主要沉积在腹部的皮下及腹腔内，四肢相对较细，腰臀比增加，此类肥胖患者发生心脑血管疾病、2 型糖尿病、代谢综合征等各种并发症的风险较高。而周围型肥胖的脂肪分布相对匀称，臀部脂肪堆积明显多于腹部。通常，可从体重指数、腰围和体脂含量三个方面对体重进行客观科学的评估。

（1）体重指数（BMI）是国际上常用的衡量人体胖瘦程度的标准，计算公式为：BMI＝体重（千克）÷身高（米）^{2}。BMI 在不同年龄、性别、种族人群中存在差异，中国成人超重、肥胖筛查标准见下表。对于未成年人，评估超重和肥胖时需考虑年龄因素。

BMI 值诊断成人肥胖的中国标准

分类	BMI 值/(千克/平方米)
肥胖	≥28.0
超重	24.0～28

	续表
分类	BMI 值/(千克/平方米)
正常	18.5～24
体重过低	＜18.5

注：本表来自《肥胖症基层诊疗指南(2019 年)》。

（2）腰围是衡量中心型肥胖的重要指标，可以此判定体型，并被认为比 BMI 更便捷、更有效，与健康风险更紧密相关。

腰围诊断成人中心性肥胖的标准

分类	男性腰围/厘米	女性腰围/厘米
中心型肥胖前期	85～90	80～85
中心型肥胖	≥90	≥85

注：本表来自《肥胖症基层诊疗指南(2019 年)》。

（3）人体脂肪含量(体脂含量)也可用于肥胖的判定。目前，测定脂肪含量的方法有：DXA、生物电阻抗法(BIA)、超声、皮褶厚度法等。通常，正常成年男性体内脂肪含量占体重的 $10\%\sim20\%$，女性为 $15\%\sim25\%$。男性体脂含量 $>25\%$，女性 $>30\%$，可考虑为肥胖。双能 X 线吸收法是目前公认的检测方法，但设备价格昂贵，不便于携带，难以广泛应用。目前使用较多的人体成分分析仪多采用生物电阻抗法，人体成分检测内脏脂肪面积 >100 cm^2 可判定为内脏型肥胖。

总之，判断肥胖不能只看体重指数，还要参考腰围、皮下和内脏脂肪面积，明确脂肪分布类型，还需要排除肌肉增重、水肿等因素引起的假性肥胖，以及相关疾病引起的继发性肥胖。

2.肥胖是遗传，还是吃出来的？

肥胖的发生是多因素综合作用的结果，既有遗传因素，也有后天环境因素，尤其是饮食和生活方式的影响。遗传方面，如先天性瘦素缺乏、普拉德-威利综合征、劳-穆比综合征等先天性疾病，常表现为肥胖及机体其他功能异常，但这些患者数量非常少。此外，遗传不仅影响肥胖的程度，还影响脂肪的分布、个体的基础代谢率以及能量消耗速率等。随着遗传学研究的进展，越来越多的肥胖基因被鉴定出来。然而，携带肥胖基因，是否一定会变成胖子呢？倒也未必。如果把基因比喻成一把锁，即使我们身上具有肥胖基因，若没有打开基因锁的钥匙,也不会发生肥胖。

相反,当饮食、生活方式等后天环境打开了身上的肥胖基因,就很可能会导致发胖。随着社会经济的发展和生活条件的改善,目前比较明确的造成超重和肥胖的危险因素主要包括:①动物源性食品、精制谷物、深加工食物、含糖饮料、油炸食品;②工作自动化、家务劳动等身体活动减少和机动车出行增多等久坐少动的生活方式;③心理压力、焦虑、抑郁等不良社会心理的急剧上升;④巨大儿和儿童肥胖发病率增加;⑤吸烟、饮酒、睡眠及生物钟节律紊乱。

总体来说,即使携带肥胖基因者无法改变身上的肥胖基因,也不用过度担心,因为肥胖基因会不会让自己变成胖子,最终还是由饮食和生活方式决定的。只要能够维持健康而稳定的生活方式,不论是自己,或是下一代,仍然可以跟肥胖基因和平共处。

3.肥胖对健康有什么危害?

肥胖既是一种独立疾病,又是高血压、糖尿病、血脂异常、冠心病、心肌梗死、卒中、肿瘤等多种慢性非传染性疾病的危险因素。此外,肥胖还可导致一系列社会和心理问题。在生育方面,女性肥胖可导致排卵障碍、月经失调和子宫内膜发育异常,导致生育能力下降;同时显著增加流产、死产和胎儿畸形的风险,以及高血压、糖尿病、剖宫产和巨大儿的发生率。男性肥胖会降低其生殖功能,减少精子数量及质量,进而影响胚胎发育,增加胎儿流产率。对儿童、青少年而言,肥胖也会带来许多身心危害。肥胖会带来一系列生长发育问题,如婴幼儿的关节发育异常、大运动发展迟缓,青春期骨骺过早闭合、性早熟等。高血压、早期动脉粥样硬化、2 型糖尿病,这些原本认为只有成人才会得的疾病,在肥胖的儿童、青少年人群中,发病率也明显增加。此外,肥胖还能对孩子造成心理方面的消

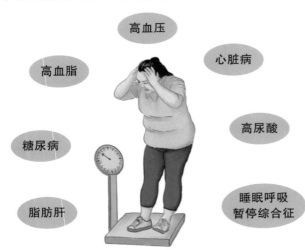

极影响,如抑郁、自卑感,甚至可能影响孩子一生的身心健康。

4.如何预防肥胖？

肥胖作为一种慢性病，其防治可分为三个方面：防止肥胖的发生、预防肥胖的并发症、防止肥胖合并症带来的危害。预防肥胖须从小做起，甚至从妊娠期及出生后就开始关注。

儿童时期，预防应以家庭为主、幼儿园为辅，从矫正饮食行为、培养运动习惯、提高睡眠质量等方面着手。对于部分饮食、运动干预依从性比较差的"胖孩子"，家长应多些耐心，必要时可寻求专业机构对其进行心理干预与行为建设。饮食方面，应避免高热量、高脂肪或高钠加工食品，控制热量高的油炸食物及零食；鼓励食用完整的水果而非果汁，避免含糖饮料；禁止酒精饮品；规律进餐，进食速度不宜过快；婴儿时期建议母乳喂养。运动方面，在保证足够时间和强度的身体活动的同时，减少静坐时间，以增加能量消耗。睡眠方面，避免声、光、不适当的温湿度等干扰，减少与睡眠紊乱有关的热量摄入和新陈代谢的变化导致的肥胖。儿童青少年处于生长发育期，身体变化较快，建议家长定期为孩子测量身高体重，动态掌握孩子的生长发育状况，及时进行健康科学的干预。

青春期是一个生长和发育发生重要变化的时期，其中，人体形态发育最显著的特点是身高突增和体重增加。饮食方面，需要家长以身作则，帮助孩子养成健康的饮食习惯。生活方面，加强体育锻炼是重中之重，需养成健康的学习、运动习惯。青少年体力好，耐力强，运动强度及运动量可适当加大，可做有氧运动，如慢跑、游泳、健身操等，根据个人的情况而定，一般每周4～5次，由小强度开始，每次持续半小时左右。

对于成年人，特别是中年后发胖，除了年龄对代谢功能和速度的影响外，饮食、活动、睡眠等因素也不容忽视。与饮食相比，更关键的可能是活动量减少，吸烟、酗酒等不良嗜好也是减肥大忌。中老年人在运动时需注意避免剧烈运动和长时间运动，建议进行慢跑、散步、打太极拳之类的运动。

简单来说，预防肥胖应从提高对健康的认识、均衡饮食、加强运动锻炼、生活规律、保持心情舒畅这五个方面入手。平衡膳食需谨记：食物多样化，多吃蔬果、奶类、全谷、大豆，适量吃鱼、禽、蛋、瘦肉，少盐少油、控糖限酒、规律进餐、足量饮水。加强运动锻炼需注意：不同的体质和肥胖程度，运动方式、时间、频率也有所不同，应根据自身的情况，选择适合自己的运动方式。

5.代餐可以取代正常饮食吗?

代餐作为减肥过程中的一个工具,可以提供精准的能量控制、一定程度的饱腹感。但是,只吃代餐并不科学。首先,代餐可以分为完全代餐和部分代餐。吃完全代餐时不用再额外吃其他食物,一份代餐就是一顿饭,可以满足能量和营养的需求;而部分代餐的能量和营养素都是相对不足的,必须要搭配别的食物。其次,仅靠节食的减肥效果并不持久,还会造成肌肉和骨质流失。因此,建议用代餐的时间不超过 12 周,购买时一定要注意分辨是否是完全代餐。减肥改变的是整体的生活方式,涉及运动、饮食、作息、心态等多方面,并不是代餐所能完全替代的。

6.运动多少才算够?

运动是减肥过程中不可或缺的一部分。科学合理的运动可有效增加能量的消耗,使体内的脂肪"燃烧",进而达到减肥效果。长期规律运动有利于减轻中心型肥胖,改善胰岛素敏感性,控制血压,降低血脂,增强心肺功能,降低心血管疾病风险。

一般来说,减脂运动主要分为两类,即持续性有氧运动和抗阻运动(力量训练)。有氧运动主要依靠有氧能量代谢的运动方式来增强心肺耐力,如快步走、跑步、游泳、骑车等。抗阻运动则是利用阻力促进肌肉收缩,增强爆发力和肌肉容积,如哑铃举重、俯卧撑、仰卧起坐等。减肥运动必须强调科学性、合理性和个体化,根据自身特点选择合适的运动方式和强度,可采用有氧运动结合抗阻运动为主,还可以通过变换运动方式或采用高强度间歇运动,在保障安全的前提下,提高运动收益。

对于不同超重/肥胖人群运动量的建议

人群	有氧运动	抗阻训练
儿童青少年	每周至少进行 150 分钟中高强度、全身性有氧运动,每天运动 30～60 分钟,每周运动 4～7 天	3～4 次/周,隔天进行
成年人	每周至少进行 150 分钟中等强度有氧运动,最好每天运动 30～90 分钟,每周运动 3～7 天,总共达到 200～300 分/周	2～3 次/周,隔天进行

人群	有氧运动	续表 抗阻训练
老年人	每周至少进行 150 分钟适当中低强度有氧运动,每周 3～5 天	2 次/周,隔天进行,加强平衡
孕产妇	每天进行 15～30 分钟中低强度有氧运动,每周运动 3～5 天,以步行、游泳、水中运动为主	2 次/周,隔天进行

注:本表来自《中国居民肥胖防治专家共识(2022 年)》。

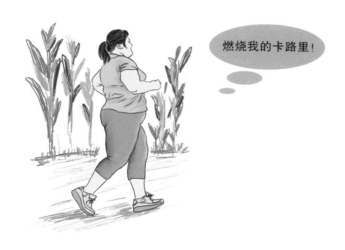

燃烧我的卡路里!

7.减肥药安全有效吗?

在中国,减肥药物主要在成年人中应用。目前,仅奥利司他获批为非处方药。奥利司他主要是通过减少对食物中脂肪的吸收,进而减少能量摄入来达到减肥的目的,适用于 18 岁及以上成人肥胖或体重超重患者的治疗。其不良反应主要包括食欲减退、瘙痒、黄疸、尿色深、粪便色浅、右上腹疼痛、无法自控的肛门排油以及脂溶性维生素和矿物质的缺乏。对于肥胖或超重的 2 型糖尿病成人患者,可在医生的指导下使用 GLP-1 受体激动剂、钠-葡萄糖协同转运蛋白 2 抑制剂、二甲双胍等药物,以更好达到控制体重的目标。对于儿童青少年肥胖,首选生活方式干预。俗话说"是药三分毒",服用减肥产品前一定要权衡利弊。减肥最安全的手段永远是管住嘴、迈开腿。即使使用药物减肥,仍然需要同时坚持膳食平衡和体力活动,才能取得持久的效果。

8.减肥手术是什么？减肥手术适合我吗？

手术治疗肥胖症及代谢性疾病已有半个多世纪的历史,现已公认,减重代谢手术是快速、有效、持久减轻体质量与治疗肥胖相关代谢性疾病的有效手段。减重代谢手术不仅可以快速减轻体重,还可以有效改善肥胖相关糖尿病、高血压、多囊卵巢综合征、睡眠呼吸暂停综合征等疾病。

目前,最流行的减肥手术有以下两种:①袖状胃手术,也就是所谓的"切胃手术",通过腹腔镜,使用吻合器,使胃变成苗条的香蕉状,或者袖状残胃,从而减少食物的消化和吸收面积。②胃旁路手术,在腹腔镜操作下,通过吻合器将胃小囊与空肠下端直接吻合,这样食物就能通过胃小囊直接进入小肠进行消化,极大地缩小了食物吸收的面积,进而减少了能量的摄入。同时,胆汁、胰液中的消化酶也不能与胃旁路内的食物充分混合,进一步降低了食物在肠腔中的吸收。整体来看,两种术式的减重效果相差不大,但与胃旁路术相比,袖状胃术后的并发症相对较少,不会引起吸收不良,是目前全世界使用最多的一个术式,但易发生的近期并发症为胃食管反流。

减肥成功的关键,主要靠饮食控制,其次靠运动。非手术治疗一般可减轻肥胖患者5%～10%的体重,可在一定程度上改善肥胖但易反弹。对于重度肥胖患者,靠饮食和行为干预,甚至药物治疗难以达到显著减肥效果时,可考虑手术治疗,需要由专业医生根据肥胖程度及相关合并症进行全面、专业的评估。此外,对于明确诊断为非肥胖型1型糖尿病、胰岛β细胞功能基本丧失的2型糖尿病、BMI＜25、妊娠糖尿病及某些特殊类型糖尿病、滥用药物或酒精成瘾或患有难以控制的精神疾病、智力障碍或智力不成熟、身体状况难以耐受全身麻醉或手术的患者,均不建议手术治疗。

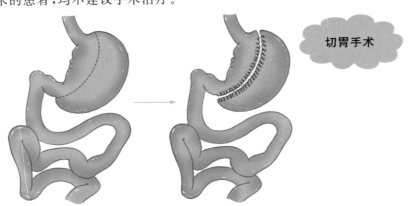

切胃手术

9.如何防止体重反弹?

减过肥的人都知道,减肥最大的困难在于不反弹。生活中,越是依靠过度节食或者短时间大量运动减肥的人,越容易反弹。因为归根结底,每个人的体重都是能量摄入和消耗之间的平衡。过度节食或者短时间大量运动的减肥方式会导致身体一直无法获得足够的能量,因而开启降低基础代谢以减少热量消耗的自我保护机制。此时,摄入和消耗会在一个较低的水平达到新的平衡。如果饮食量、运动量还是和之前一样,体重便不会继续下降,甚至有可能小幅度反弹。一旦恢复之前的饮食,同时停止健身锻炼,身体将从热量不足变成有热量结余,脂肪就会逐渐堆积起来。如果想打破这个较低水平的新平衡,就必须更严格地限制总热量的摄入,并通过增加运动消耗更多的能量。

为了防止体重反弹,首先应学会健康饮食,而不是过度节食。用低热量、轻加工的食物代替高热量、过度加工的食物。减肥期间,热量摄入改为平时的70%~80%即可,从而控制合理的热量范围。其次,健身时加入力量训练,做到减脂不减肌,预防肌肉流失,提升身体的基础代谢值。再者,应坚持下来,控制减重速度,一周减重不超过1千克,减肥周期不低于10周。最后,定期测量体脂率,关注体脂率情况。人体包括肌肉、脂肪、骨骼、骨骼肌、水分等物质,体重无法科学反映胖瘦情况,而体脂率可以科学地反映出减肥效果,只有体脂率下降了,才是真正瘦下来了。

总而言之,减肥一定要选择正确的生活方式,而不是一刀切地进行节食或者一味地追求速度快。在减肥成功后的体重维持阶段,依然需要强调"管住嘴、迈开腿",养成良好的生活习惯,维持身体热量"收支平衡"状态,才能维持住好身材,避免体重反弹。

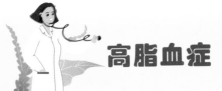

高脂血症

1.什么是高脂血症？高脂血症有哪些类型？

人体内主要的血脂成分包括总胆固醇(TC)、甘油三酯(TG)、低密度脂蛋白胆固醇(LDL-C)、高密度脂蛋白胆固醇(HDL-C)，衡量血脂的健康程度也主要看这几项指标。同时，胆固醇也有"好""坏"之分，"好"胆固醇是指高密度脂蛋白胆固醇(HDL-C)，能通过促进胆固醇逆向转运、抗炎、抗氧化等机制防止动脉粥样硬化形成，减少冠心病、卒中等疾病的发生。"坏"胆固醇是指低密度脂蛋白胆固醇(LDL-C)，特别是小而密的低密度脂蛋白胆固醇，会通过受损的血管内皮进入血管壁，继而引发一系列炎症反应和氧化应激，形成斑块。

高脂血症是指由于年龄、性别、生活习惯、药物、遗传等多种因素引起的机体脂质代谢紊乱，导致血脂异常沉积。高脂血症的主要临床表现为总胆固醇、甘油三酯、低密度脂蛋白胆固醇升高，高密度脂蛋白胆固醇异常降低。高脂血症的临床分型有四种，即高胆固醇血症、高甘油三酯血症、低高密度脂蛋白血症、混合型高脂血症(即血清总胆固醇和甘油三酯含量均增高)。按照病因不同，也可分为原发性高脂血症和继发性高脂血症。原发性高脂血症与先天性和遗传有关，大部分是由于单基因缺陷或多基因缺陷所致，包括家族性高甘油三酯血症、家族性高胆固醇血症等。其中，家族性高胆固醇血症患者的显著特点是皮肤肌腱黄色瘤，一般呈黄色，大多可触及肿块，位于皮肤表面或肌腱处，主要由胆固醇、胆固醇酯、甘油三酯、磷脂和大量充满脂质的泡沫巨噬细胞组成。继发性高脂血症常是由其他疾病所引起的血脂异常，常见于肥胖、糖尿病、肾病综合征、甲状腺功能减退症、肾衰竭、肝脏疾病、系统性红斑狼疮、糖原累积症、骨髓瘤、脂肪萎缩症、急性卟啉病、多囊卵巢综合征等。此外，某些药物如利尿剂、非心脏选择性β-受体阻滞剂、糖皮质激素等也可能引起继发性血脂异常。

2.我不胖,为什么血脂也高?

人体内胆固醇的来源非常广泛,主要分为内源性和外源性,内源性胆固醇是由肝脏自身合成而来,外源性胆固醇主要是指吃进去的胆固醇,如动物内脏、蛋类及部分海产品等都富含胆固醇。长期吃太多高脂食物的人群以及肥胖人群,是血脂异常高发人群,但出现高血脂问题,并不仅仅是因为吃得太油腻或身体肥胖。体重正常或偏瘦的人,清淡饮食或只吃素食的人,同样也有可能出现血脂异常问题。实际上,血脂异常是人体多个基因和环境因素综合作用的结果。有的人可能吃的胆固醇多,但身体对胆固醇的吸收少或消耗多,那么他可能不会发生血脂异常;有的人虽然瘦,吃得也不油腻,但自身代谢异常,也很有可能出现胆固醇升高。因此,胆固醇高并不是胖人的"专利",瘦人照样可以"拥有"。而且,体重不超标特别是体型偏瘦的人,容易在饮食中忽视高脂食物的控制,熬夜、久坐等生活方式也非常容易导致胆固醇升高。

3.高血脂对人体有哪些危害?

高脂血症被称为"隐形的杀手",是引起人类高患病率、高致残率及高死亡率的心脑血管疾病的罪魁祸首。高血脂,特别是总胆固醇、低密度脂蛋白胆固醇升高,会引发血管内皮细胞的炎性反应,进而在血管壁内皮下方形成脂质的堆积,加速动脉硬化及斑块形成,如果这种影响持续发展,会造成动脉血管狭窄、斑块破裂、血栓形成风险升高,增加冠心病、脑梗死、糖尿病、眼底血管病变等疾病的发病率。此外,高血脂还会引发胰腺炎、肝脏疾病、肾脏疾病以及听力下降等疾病。

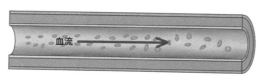

正常动脉

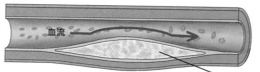

动脉粥样硬化斑块

粥样硬化动脉

4.高血脂什么时候需药物治疗？

若血脂升高,调整饮食结构非常重要,虽说减少油腻食物的摄入有助于降低血脂,但非药物治疗效果往往十分有限。目前,药物治疗仍是治疗高脂血症最重要、最方便、最有效的方法。对于轻度的高甘油三酯血症,一般调整饮食结构就可使血脂恢复正常,但对于中重度的高甘油三酯血症,如甘油三酯超过5.6毫摩尔/升,则有诱发急性胰腺炎的风险,需要服用贝特类降脂药协助降脂。对于大多数人而言,平时需将甘油三酯控制在1.7毫摩尔/升以下。总胆固醇、低密度脂蛋白、高密度脂蛋白主要受自身合成途径的调节,受饮食因素影响较小,因此,调整饮食、运动等生活习惯的治疗效果有限。因个体发生心血管疾病危险的概率不仅取决于胆固醇水平的高低,还取决于同时存在的致动脉粥样硬化性心血管疾病的其他危险因素的数目和水平。需要结合现病史、既往史、年龄、体重指数、吸烟和家族史等诸多因素进行总体心血管危险评估,并根据危险分层确定治疗目标。因此,降脂目标因人而异,并不是血脂正常就不用服用降脂药物。简而言之,任何人低密度脂蛋白胆固醇都不能超过3.4毫摩尔/升,40岁及以上糖尿病患者应控制在2.6毫摩尔/升以下,冠心病、心梗、脑梗患者不应超过1.8毫摩尔/升。

临床调脂达标,首选他汀类调脂药物。很多老百姓查询过降脂药物说明书,认为降脂药物有不良反应,对身体影响大,不能长期应用,实际上这是对他汀类药物的一种“误解”。他汀类药物的确存在一些不良反应,最常见的是引起肝酶升高和肌溶解,但总体发生率较低,只要合理使用和密切监测,在治疗剂量下,多数不会发生严重不良反应。总体来说,他汀类药物不仅能够调整血脂水平,还有助于抵抗动脉粥样硬化和稳定斑块,是一种相对安全有效的调脂药物。

5.高脂血症患者如何进行健康管理？

高血脂的发生绝非仅仅是肥胖问题或者吃得太油腻,而是与多种生理、药物、疾病因素密切相关。只有针对性地对血脂异常进行综合管理,才能够更好地延缓动脉粥样硬化进程,控制心血管疾病风险。

血脂异常明显受饮食及生活方式的影响,饮食治疗和生活方式改善是治疗血脂异常的基础措施。无论是否进行药物调脂治疗,都必须坚持控制饮食和改善生活方式。良好的生活方式包括坚持健康饮食、规律运动、保持理想体重和远离烟草。饮食方面,首先应控制热量摄入,建议每日摄入占总能量50%～

60％的碳水化合物，碳水化合物摄入以谷类、薯类和全谷物为主。其次，限制高脂肪饮食、提倡高纤维膳食，可选择富含膳食纤维和低升糖指数的碳水化合物替代饱和脂肪酸，每日饮食应包含 25～40 克膳食纤维。最后，限制甜食。生活方式方面，首先，控制体重，肥胖是血脂代谢异常的重要危险因素。维持健康体重有利于血脂控制。其次，适量和适度运动，以中速步行、慢跑、游泳、跳绳、做健身操、骑自行车等有氧活动为宜。每次至少 30 分钟，每周至少活动 3～4 次。运动时应注意安全保护。最后，戒烟限酒，完全戒烟和有效避免吸入二手烟有利于预防动脉硬化性心血管疾病和升高 HDL-C 水平。目前，饮酒对于心血管事件的影响尚无确切证据，应提倡限制饮酒。此外，药物治疗也必不可少。调脂治疗的根本目的是预防冠心病、脑中风等疾病的发生。若通过合理调整饮食结构、加强体育锻炼、改变不良生活习惯仍不能使血脂降至理想水平，就必须用药物辅助治疗。以降低血清总胆固醇和低密度脂蛋白为主的药物有他汀类和树脂类药物，以降低血清甘油三酯为主的药物有贝特类和烟酸类药物，均应在医生的指导下服用。

那么，在配合降脂治疗的过程中，患者应如何进行血脂检测呢？对于饮食与非药物治疗者，开始 3～6 个月应复查血脂水平，如血脂控制达到建议目标，则继续非药物治疗，但仍需每 6 个月至 1 年复查，长期达标者可每年复查一次。对于服用调脂药物者，需要进行更严密的血脂监测。首次服用调脂药物者，应在用药 6 周内复查血脂、转氨酶和肌酸激酶。如血脂能达到目标值，且无药物不良反应，应逐步改为每 6～12 个月复查一次；如血脂未达标，且无药物不良反应者，每 3 个月监测一次。如治疗 3～6 个月后，血脂仍未达到目标值，则需调整调脂药物剂量或种类，或联合应用不同作用机制的调脂药物进行治疗。每当调整调脂药物种类或剂量时，都应在治疗 6 周内复查。生活方式改变和调脂药物治疗必须长期坚持，才能获得良好的临床益处。

总之，患上高脂血症也不必过于担心，改变不健康的生活和饮食习惯，适量运动，必要时采用药物治疗，血脂是能够得到有效控制的。

（侯新国　琚丽萍　李倩）

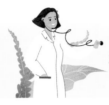

痛风与高尿酸血症

1.为什么会得高尿酸血症?

尿酸是人体内嘌呤核苷酸的分解代谢产物,80％嘌呤核苷酸由人体细胞代谢产生,20％从食物中获得。嘌呤经肝脏氧化代谢变成尿酸,后者由肾脏和肠道排出。近年来,高尿酸血症的患病率呈现明显上升和年轻化趋势,已成为最常见的代谢紊乱之一,其发生主要是由于尿酸盐产生过量和(或)通过肾脏排泄尿酸减少引起的。

2.哪些人容易得高尿酸血症?

血尿酸水平受年龄、性别、种族、遗传、饮食习惯、药物、环境等多种因素影响。高龄、男性、肥胖、饮酒、高血压、高血脂、高血糖、一级亲属中有高尿酸血症或痛风病史、静坐的生活方式等均是高尿酸血症的高危因素。

3.其他疾病或药物会影响血尿酸水平吗?

事实上,多种疾病或药物都可能影响尿酸的生成或排泄,导致体内尿酸水平的升高,甚至诱发痛风发作。

(1)血液系统疾病:如急慢性白血病、红细胞增多症、多发性骨髓瘤、溶血性贫血、淋巴瘤及多种实体肿瘤化疗时,由于细胞内核酸大量分解而导致尿酸产生过多。

(2)各类肾脏疾病:由于肾功能不全、肾小管疾病造成尿酸排泄减少而使血尿酸增高。

(3)服用某些药物:利尿剂(如氢氯噻嗪、呋塞米等)、复方降压片、吡嗪酰胺等抗结核药、小剂量阿司匹林、维生素 B_{12}、烟草酸、细胞毒性化疗药物、免疫抑制剂等。

（4）有机酸产生过多，抑制尿酸排泄：如乳酸酸中毒、糖尿病酮症酸中毒，过度运动、饥饿、大量摄入酒精等。

4.如何诊断高尿酸血症？

日常饮食下，无论男性还是女性，非同日两次空腹血尿酸水平＞420微摩尔/升即可确定诊断。

5.普通人怎样预防高尿酸血症？

存在危险因素时，可以通过积极改变生活方式、控制高危险因素来防止高尿酸血症的产生，如养成良好的生活习惯（避免长期过量饮酒、控制体重、多运动、尽量减少食用富含嘌呤的食物）、避免或减少应用导致尿酸升高的药物。有家族史的患者应该排查有无基因变异，明确患病风险，同时需要定期进行体检。

6.高尿酸血症会遗传吗？

高尿酸血症有家族聚集倾向，具有一定的遗传易感性，若双亲都有高尿酸血症与痛风，会比仅单亲患病的患病风险更高。对于这部分人群，更应注意及时监测，早期预防和治疗。

7.血尿酸水平到多少需要治疗？

无症状的高尿酸血症患者，如果血尿酸水平≥540微摩尔/升或血尿酸≥480微摩尔/升且有下述合并症，包括高血压、脂代谢异常、糖尿病、肥胖、脑卒中、冠心病、心功能不全、尿酸性肾石病、肾功能损害之一，建议起始降尿酸药物治疗。

8.有高尿酸血症就一定会得痛风吗？

尿酸高不一定得痛风，很多患者是长期没有症状的高尿酸血症，10%～20%的原发性高尿酸血症患者会发展为痛风。

9.急性痛风发作有什么症状？

急性痛风性关节炎首次发作以单关节多见，以第一跖趾关节（也就是"大拇趾"与"脚掌"连接处）最常见，其次为足背部、踝、足跟、膝、腕、指和肘关节。急性痛风常常夜间发作，数小时内出现患处关节及周围软组织明显肿胀、发热、活动受限及剧烈疼痛,疼痛常影响睡眠及行走,可伴有体温升高,一般数小时至数日可自行缓解。

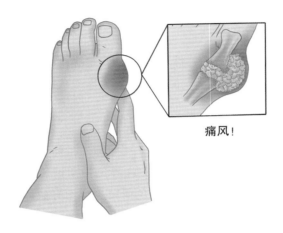

痛风!

10.如何预防痛风发作?

若血中尿酸含量过高,会导致尿酸盐结晶沉积在关节内,导致关节内和关节周围出现疼痛性炎症发作。因此,预防痛风发作应首先控制尿酸水平。一般来说,血尿酸目标水平为小于 360 微摩尔/升,对于已合并痛风石、慢性关节病的痛风患者,血尿酸水平应控制在 300 微摩尔/升以下。同时,在日常生活中还应注意控制好血压、血糖、血脂等危险因素,避免各种诱发因素,如外伤、感染、劳累、寒冷、脱水、摄入大量酒精或富含嘌呤的食物、应用影响尿酸代谢的药物等。

11.痛风患者该做哪些检查?

(1)生化:血尿酸、肝肾功能、血糖及血脂,明确尿酸水平及有无合并症。

(2)血沉及 C 反应蛋白:反映炎症程度。

(3)尿常规:了解尿液酸碱度(尿 pH 值)及有无肾脏损害。

(4)关节影像学:超声、X 线或 CT 检查,了解关节及周围组织情况。

(5)关节液检查:检测出尿酸盐晶体为确诊的"金标准"。

12.痛风患者在饮食上应该注意什么?

(1)尽量避免的高嘌呤食物(>100 毫克/100 克):主要有动物内脏、贝类、牡蛎和龙虾等带甲壳的海产品及浓肉汤和肉汁等。

(2)尽量限制的高嘌呤食物:主要是高嘌呤含量的动物性食品,如牛肉、羊肉、猪肉，鱼类食品，含较多果糖和蔗糖的食品，以及各种含酒精饮料，尤其是啤酒和蒸馏酒（白酒）。

（3）低脂或脱脂奶及奶制品有利于降低血尿酸水平，减少痛风发作；鼓励痛风患者摄入低脂或脱脂奶制品，每日 300 毫升。

（4）鼓励补充鸡蛋，如没有高脂血症等并发症，建议每日吃 1 个鸡蛋。

（5）鼓励患者多食用新鲜的蔬菜和水果。

（6）鼓励多饮水：建议每日至少饮用白开水或矿泉水 2000 毫升。

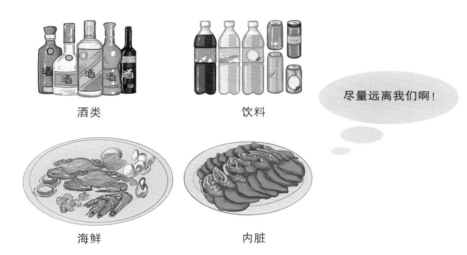

尽量远离我们啊！

酒类　　　　　饮料

海鲜　　　　　内脏

13.痛风急性发作该如何治疗？

痛风急性发作期患者应卧床休息，减少关节负重，并尽早给予药物控制炎症，越早使用药物，镇痛效果越好。痛风急性发作期推荐尽早使用小剂量秋水仙碱或非甾体抗炎药（足量、短疗程），对上述药物不耐受、疗效不佳或存在禁忌的患者，推荐全身应用糖皮质激素。一旦痛风发作，还是建议至医院就诊，由专业医生根据具体情况制定治疗方案。

14.痛风缓解后会复发吗？

痛风缓解后仍有可能复发，因此痛风患者应在急性期后继续应用降尿酸药物，定期复查尿酸水平，不可自行停药。痛风患者降尿酸治疗初期还可同时服用小剂量秋水仙碱或非甾体消炎止痛药，以预防痛风发作。在日常生活中还应避免关节损伤，坚持良好的生活习惯，控制高危因素。

15.高尿酸血症及痛风治疗需要多长时间？

高尿酸血症及痛风通常需要长期治疗，即使尿酸水平达标，也不能擅自停药。有些患者在血尿酸下降到正常水平，症状一消失就认为自己已经痊愈了，而自行停药，导致尿酸水平波动、痛风反复。因此，一定要在医师指导下用药。

16.痛风会出现哪些并发症？

高尿酸血症和痛风是一种慢性、全身性疾病，可导致多个靶器官损伤，可能影响预期寿命。

（1）对关节的影响：严重者会造成关节残疾、组织破坏。

（2）对肾脏的影响：长期痛风或高尿酸血症可能会造成急慢性肾病、间质性肾炎或肾结石乃至肾衰竭。

（3）高尿酸血症和痛风也是高血压、心脑血管疾病及糖尿病等疾病的独立危险因素，是过早死亡的独立预测因子。

因此，推荐定期筛查与监测靶器官损害和相关合并症，以期早期发现、早期治疗，改善患者总体预后。

17.痛风患者该怎样运动？

痛风急性期不适合运动，痛风缓解期也不适合剧烈运动，包括长时间体力劳动，因为运动会引起血尿酸暂时升高，而且会成为痛风急性发作的诱因。也就是说，快跑、足球、篮球、登山、长途远行、马拉松等剧烈运动项目，以及长时间俯卧撑、腹肌训练、背部训练等肌肉训练都不适合痛风患者。有氧运动比较适合痛风患者，间歇缓解期的痛风患者可以进行的有氧运动项目包括散步、慢跑、自行车、游泳、太极拳、八段锦、五禽戏、瑜伽、健身操、网球、羽毛球、登山（有膝关节损伤者慎选）等，可辅以适量的抗阻练习和关节柔韧性练习。

（吕丽　逯海波）

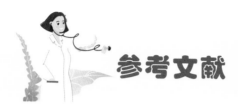

参考文献

1.葛均波，徐永健，王辰.内科学[M].9 版.北京:人民卫生出版社,2018.

2.宁光,周智广.内分泌内科学[M].2 版.北京:人民卫生出版社,2014.

3.中华医学会内分泌学分会,中国医师协会内分泌代谢科医师分会,中华医学会核医学分会,等.中国甲状腺功能亢进症和其他原因所致甲状腺毒症诊治指南[J].国际内分泌代谢杂志,2022,42(5):401-450.

4.中华医学会核医学分会. ^{131}I 治疗格雷夫斯甲亢指南(2013 版)[J].标记免疫分析与临床,2014,21(1):92-104.

5.中华医学会内分泌学分会.原发性醛固酮增多症诊断治疗的专家共识(2020 版)[J].中华内分泌代谢杂志,2020,36(9):727-736.

6.中华医学会骨质疏松和骨矿盐疾病分会.原发性骨质疏松症诊疗指南(2017)[J].中国骨质疏松杂志,2019,25(3):281-309.

7.中华医学会妇产科学分会绝经学组.绝经管理与绝经激素治疗中国指南(2018)[J].中华妇产科杂志,2018,53(11):729-739.

8.中华医学会糖尿病学分会.中国 2 型糖尿病防治指南(2020 年版)[J].中华内分泌代谢杂志,2021,37(4):311-398.

9.中国医疗保健国际交流促进会营养与代谢管理分会.中国营养学会临床营养分会,中华医学会糖尿病学分会,等.中国糖尿病医学营养治疗指南(2022版)[J].中华糖尿病杂志,2022,14(9):881-933.

10.中华糖尿病杂志指南与共识编写委员会.中国糖尿病药物注射技术指南(2016 年版)[J].中华糖尿病杂志,2017,9(2):79-105.

11.中华医学会内分泌学分会.中国糖尿病患者低血糖管理的专家共识[J].中华内分泌代谢杂志,2012,28(8):619-623.

12.中华医学会糖尿病学分会.中国血糖监测临床应用指南(2021 年版)[J].中华糖尿病杂志,2021,13(10):936-948.

13.中国医疗保健国际交流促进会营养与代谢管理分会,中国营养学会临床营养分会,中华医学会糖尿病学分会,等.中国超重/肥胖医学营养治疗指南(2021)[J].中国医学前沿杂志(电子版),2021,13(11):1-55.

14.中国营养学会肥胖防控分会,中国营养学会临床营养分会,中华预防医学会行为健康分会,等.中国居民肥胖防治专家共识[J].西安交通大学学报(医学版),2022,43(4):619-631.

15.中华医学会内分泌学分会.中国高尿酸血症与痛风诊疗指南(2019)[J].中华内分泌代谢杂志,2020,36(1):1-13.

16.《中国老年型糖尿病防治临床指南》编写组.中国老年2型糖尿病防治临床指南(2022年版)[J].中国糖尿病杂志,2022,30(1):2-51.

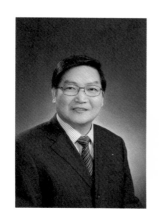

跋　健康科普——开启百姓健康之门的"金钥匙"

从医三十多年,每天面对那么多患者,我在工作之余常常思考,如何让人不生病、少生病,生病后早诊断、早治疗、早康复。这样既能使人少受病痛折磨,又能减少医疗费用,还能节约有限的医疗卫生资源。对广大医者而言,如此重任,责无旁贷。

《黄帝内经》说,上医治未病、中医治欲病、下医治已病。老子曾说:"为之于未有,治之于未乱。"这些都说明了疾病预防的重要性。

做医学科普有重要意义,是一件利国利民、惠及百姓的大事。在大健康时代,医者不仅要掌握精湛的医术,为患者治病,助患者康复,还应该积极投身健康科普事业,宣传和普及医学知识,引导大众重视疾病的预防,及早诊断和规范治疗。因此,近年来我逐步重视科普工作。

记得小时候,每每遇到科学上的困惑,我就去翻"十万个为什么"这套书,从中寻找答案。那么,百姓对身体健康产生疑问,有无探寻答案的去处?在多年的临床工作中,我常常碰到患者对疾病一知半解或存在误解的情况。我心里很清楚,患者就医之前往往会先上网搜索,可是网上的信息鱼龙混杂,不少内容缺乏科学性、权威性,患者被误导的情况时有发生。当患者遇到困惑时,能否从权威的医学科普书籍中找到答案?我曾广泛查阅,了解到有关医学科普方面的书籍虽然种类繁多,但良莠不齐,尤其成规模、成系统的丛书更是鲜见,于是,我萌发了编写本丛书的想法,并为这套书取名"医万个为什么——全民大健康医学科普丛书"，"医"与"一"同音，一语双关，"全民大健康"是我们共同的心愿和目标。

朝斯夕斯，念兹在兹。我多方征求相关专家意见，反复酝酿，最终达成一致意见，大家都认为很有必要编写一套权威的健康科普丛书，为百姓答疑解惑。一个时代，有一个时代的使命；一代医者，有一代医者的担当。历经一整年的精心策划和编写，"医万个为什么——全民大健康医学科普丛书"终于付梓了。大专家写小科普，这套书是齐鲁名医多年从医经历中答患者之问的精华集锦，是对百姓健康的守护，也是对开启百姓健康之门的无限敬意。

物有甘苦，尝之者识；道有夷险，履之者知。再伟大的科学家也有进行科普宣传的责任。"医万个为什么——全民大健康医学科普丛书"要做的就是为百姓答疑解惑、防病治病，让医学科普流行起来。

丛书编纂毫无疑问是个复杂的系统工程，自 2021 年提出构想后，可谓一呼百应，医学专家应者云集。仅仅不到一年的时间，我们集齐了近千名作者，不舍昼夜努力，撰写完成卷帙浩繁、数百万字的书稿，体现了齐鲁医者的大使命、大担当、大情怀。图书是集权威性、科普性、实用性以及趣味性为一体的医学科普精粹，对百姓健康来说极具实用价值，也是落实党的二十大报告"把保障人民健康放在优先发展的战略位置，完善人民健康促进政策"的医学创举。

在图书编写过程中，我们着力做到了以下两点：

一是邀请名医大家执笔。山东省研究型医院协会自成立起，就在学术交流、人才培养、科技创新、成果转化、服务政府和健康科普教育等方面做出了一定的成绩，尤其在健康科普方面积累了丰富经验，并打造了一支高水平的科普专家团队。本套丛书邀请的都是相关专业的名医作分册主编，高标准把关。由于医学专业术语晦涩难懂，如何做到深入浅出、通俗易懂，既能讲明医学知识又符合传播规律是摆在我们面前的难题。有些大专家学识渊博且有科普热情，不过用语太过专业；年轻医生熟悉互联网传播特点，但专业的深度有时候略显不足。所以我们采用"新老搭配"的方法，在内容和语言风格上下功夫，力求呈现在读者面前的内容"一看就懂，一学就会"。

二是创新传播形式。我们邀请专业人士高标准录制音频，把全书内容分章节以二维码的形式附在纸质图书上，以视听结合的方式呈现，为传统科普注入新鲜活力。二维码与纸质科普图书结合,让读者随时扫码即可聆听,又能最大限度拓展纸质科普书的内容维度,实现更广泛的科普,让"每个人是自己健康第一责任人"的宗旨践行得更实、更深入人心,无远弗届!

有鉴于此,我要以一位老医学工作者、医学科普拥趸者的身份衷心感谢和赞佩以专家学者为首的作者队伍的倾情付出。

还要特别感谢张运院士、宁光院士为本丛书撰文作序,并向为图书出版付出心力的编辑以及无数幕后人的耕耘和努力表示衷心感谢,向你们每一个人致敬!

念念不忘,必有回响。衷心希望"医万个为什么——全民大健康医学科普丛书"能为千家万户送去健康,惠及你我他,为健康中国建设助力。

山东省研究型医院协会会长　胡三元

2023 年 5 月

胡三元,医学博士,二级教授,主任医师。原山东大学齐鲁医院副院长、山东第一医科大学第一附属医院院长。现任山东大学齐鲁医院、山东第一医科大学第一附属医院普通外科学学术带头人、山东大学特聘教授、山东大学和山东第一医科大学博士研究生导师;山东省"泰山学者"特聘教授、卫生部和山东省有突出贡献中青年专家、山东省医学领军人才,享受国务院政府特殊津贴。

对中国腔镜技术在外科领域特别是肝胆胰脾外科中的创新应用与规范推广、"腹腔镜袖状胃切除术＋全程化管理"治疗肥胖症与 2 型糖尿病体系的建立和国产腔镜手术机器人的研发做出了突出贡献。荣获国家科技进步二等奖、中华医学科技奖一等奖、山东省科技进步一等奖等 10 余项科技奖励。

主要社会兼职:中国医师协会外科医师分会副会长;中华医学会外科学分会委员、腹腔镜内镜外科学组副组长;中华医学会肿瘤学分会委员;中国研究型医院学会微创外科学专业委员会主任委员;中国医药教育协会代谢病学专业委员会主任委员;中国医学装备协会智能装备技术分会会长;山东省医学会副会长、外科学分会主任委员;山东省医师协会腔镜外科医师分会主任委员;山东省研究型医院协会会长。